HYORONブックレット

ルーペとマイクロスコープを上手に活用しよう
― 拡大視野診療のすすめ ―

著　河島紘太郎・斎田寛之・須崎 明
　　殿塚量平・橋爪英城・樋口琢善

＜HYORONブックレット＞

「HYORONブックレット」は，月刊『日本歯科評論』誌上でご好評をいただき，
バックナンバーとしても多くのご要望があった特集などを，雑誌掲載後の情報
も適宜追加し，ワンテーマの書籍として読みやすく再編するシリーズです．

目次

執筆者一覧 6

Ⅰ ルーペとマイクロスコープ
——日常臨床における私の活用法 .... 河島紘太郎 7

拡大視野はここがいい！ 8

　ルーペとマイクロスコープ，私はこのように使っている 8

　私の臨床でのルーペの使いどころとその限界 9

　　• ルーペを使用した臨床例：インプラント治療 10

　　• ルーペを使用した臨床例：支台歯形成（概形成） 10

　私の臨床でのマイクロスコープの使いどころとその限界 11

　　• マイクロスコープを使用した臨床例：ダイレクトボンディング 12

　　• マイクロスコープを使用した臨床例：根管治療 13

　　• マイクロスコープとルーペを使用した臨床例：補綴治療 14

　マイクロスコープに関する Q&A 15

拡大視野診療のすすめ 16

Ⅱ 私が考える拡大視野下の診療 .... 斎田寛之 17

私の拡大視野診療の考え方 18

まずは肉眼で 18

　ルーペとマイクロスコープ，私はこのように使っている 18

　私の臨床でのルーペの使いどころとその限界 19

　　• ルーペを使用した臨床例：コンポジットレジン（CR）修復 20

明視野と視力 20

拡大視野に慣れる 20

　　• ルーペを使用した臨床例：歯周外科 21

　私の臨床でのマイクロスコープの使いどころとその限界 22

　　• マイクロスコープを使用した臨床例：根管内石灰化物の除去 22

実体顕微鏡（歯科技工用）の世界 23

　　• マイクロスコープを使用した臨床例：ガッタパーチャの除去 23

- マイクロスコープを使用した臨床例：
上顎臼歯部へのマイクロサージェリー ……………………………… 24
マイクロスコープに関するQ&A ……………………………………………… 25
私が考えるルーペとマイクロスコープのメリットとデメリット ………… 26
拡大視野診療のすすめ ……………………………………………………………… 26

Ⅲ 拡大視野下の臨床の優位性──今後の変化する
歯科医療に柔軟に対応するために ……………………… 須崎　明　27

拡大視野はここがいい！ ………………………………………………………… 28
ルーペとマイクロスコープ，私はこのように使っている ………………… 28
私の臨床でのルーペの使いどころとその限界 ……………………………… 29
- ルーペとマイクロスコープを使用した臨床例：
根管治療とコンポジットレジン（CR）修復 ………………………… 30
私の臨床でのマイクロスコープの使いどころとその限界 ……………… 32
- マイクロスコープとルーペを使用した臨床例：CR修復 ………… 32
臨床経験が少ないほど拡大視野下の臨床を行うべき …………………… 34
マイクロスコープに関するQ&A ……………………………………………… 35
拡大視野診療のすすめ ……………………………………………………………… 35

Ⅳ 私が考えるルーペとマイクロスコープの使い分け
………………………………………………………… 殿塚量平　37

拡大視野はここがいい！ ………………………………………………………… 38
ルーペとマイクロスコープ，私はこのように使っている ………………… 38
私の臨床でのルーペの使いどころとその限界 ……………………………… 38
- ルーペ（低倍率）を使用した臨床例：歯周外科とインプラント手術 … 39
- ルーペ（高倍率）を使用した臨床例：支台歯形成 ……………… 40
私の臨床でのマイクロスコープの使いどころとその限界 ……………… 40
- マイクロスコープを使用した臨床例：支台歯形成 ……………… 41
スタッフと協同したマイクロスコープの活用 ……………………………… 41
- マイクロスコープを使用した臨床例：根管治療 ………………… 42
マイクロスコープに関するQ&A ……………………………………………… 43
拡大視野診療のすすめ ……………………………………………………………… 43

V 精密根管治療における拡大視野の有用性

橋爪英城 — 45

拡大視野はここがいい！ — 46
 ルーペとマイクロスコープ，私はこのように使っている — 46
 私の臨床でのルーペの使いどころとその限界 — 47
  • ルーペを使用した臨床例 — 47
 私の臨床でのマイクロスコープの使いどころとその限界 — 48
  • マイクロスコープを使用した臨床例 — 50
 マイクロスコープに関する Q&A — 52
拡大視野下で行う精密根管治療のすすめ — 52

VI 拡大視野による低侵襲で精度の高い診療を目指して

樋口琢善 — 55

拡大視野はここがいい！ — 56
 ルーペとマイクロスコープ，私はこのように使っている — 56
 私の臨床でのルーペの使いどころとその限界 — 57
  • ルーペを使用した臨床例：歯周外科治療① — 58
  • ルーペとマイクロスコープを使用した臨床例：歯周外科治療② — 58
 私の臨床でのマイクロスコープの使いどころとその限界 — 60
  • マイクロスコープを使用した臨床例：歯内療法 — 60
  • マイクロスコープを使用した臨床例：支台歯形成とカリエス除去 — 61
 マイクロスコープに関する Q&A — 62
拡大視野診療のすすめ — 62

執筆者一覧

（五十音順）

河島 紘太郎 （かわしま こうたろう）

〒730-0041　広島県広島市中区小町3-22 マスダビル3F
ごこちデンタルクリニック
日本顎咬合学会／日本包括歯科臨床学会／日本歯内療法学会／日本顕微鏡歯科学会／
JACD（The Japanese Academy of Comprehensive Dentistry）／日本臨床歯周病学会／
日本審美歯科協会

斎田 寛之 （さいだ ひろゆき）

〒359-1146　埼玉県所沢市小手指南2-9-10
斉田歯科医院
日本歯周病学会 歯周病専門医・指導医 ／日本臨床歯周病学会 認定医・歯周インプラント
認定医／東京医科歯科大学 臨床教授／火曜会／臨床歯科を語る会／なんかよう会／LS会

須崎 明 （すざき あきら）

〒481-0040　愛知県北名古屋市西春駅前一丁目3番地パティオニシハル2F
医療法人ジニア ぱんだ歯科
日本レーザー歯学会 専門医・指導医／日本歯科審美学会 認定医／日本歯科保存学会／日
本歯科理工学会／IADR（国際歯科研究学会）／JADR（国際歯科研究学会日本部会）／
AOD（Academy of Operative Dentistry）／日本接着歯学会／日本臨床歯周病学会／日
本歯周病学会／日本顕微鏡歯科学会

殿塚 量平 （とのつか りょうへい）

〒145-0065　東京都大田区東雪谷1-29-3
とのつか歯科
AAP（American Academy of Periodontology）／ AO（Academy of Osseointegration）
／ OJ（Osseointegration Study Club of Japan）／Study club TRUST 主宰

橋爪 英城 （はしづめ ひでき）

〒104-0028　東京都中央区八重洲2-5-6 KBYビル2F
TEAM東京 橋爪エンドドンティクス デンタルオフィス
AAE（American Association of Endodontists）Specialist member ／日本歯科保存学会
歯科保存治療専門医／日本歯内療法学会／東京SJCD

樋口 琢善 （ひぐち たくよし）

〒820-0066　福岡県飯塚市幸袋140-1
ひぐちファミリー歯科
日本臨床歯周病学会 認定医／日本顎咬合学会 認定医／日本口腔インプラント学会／日本
審美歯科協会／OJ（Osseointegration Study Club of Japan）／日本包括歯科臨床学会 副
会長／北九州歯学研究会／JACD 会長／青木塾

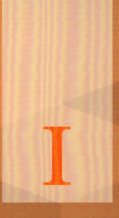

ルーペとマイクロスコープ
──日常臨床における私の活用法──

河島紘太郎

▶▶ 拡大視野はここがいい！

　開業して10年が経過する．開業当初より2.5倍ルーペを使用して診療にあたっていたが，それほど不自由を感じてはいなかった．しかし今思えば，マイクロスコープの強拡大視野を体験したことがない筆者が不自由を感じるはずもなかった．7年ほど前，ある講演会においてマイクロスコープを用いた支台歯形成・審美補綴の症例を拝見する機会があり，当時，歯肉縁下の形成と歯肉圧排に悩んでいた筆者は，藁にもすがる思いで導入を決めた．

　導入当初，主に支台歯形成・印象採得時の歯肉圧排操作に使用し，歯肉へのダメージが少ない補綴操作を実感するようになった．その後，それまではルーペのみで行っていた保存修復，主に根管治療やコンポジットレジン充填にも使用するようになった．当然，初めはポジショニングやミラーテクニックなど技術的に難しく感じることもあったが，トレーニングを積むことで徐々に慣れることができた．マイクロスコープを使用することにより，ルーペでは見ることの難しかった，根管口の形態，根管内の状態，窩洞，充填物・補綴物の適合状態などを視認できるようになった．一方で強拡大視野による弊害，すなわち処置している部位と，歯の全体像・歯軸，隣接歯や歯列との関係を見落としてしまうことも経験し，そのため TTL（through the lens：眼鏡のレンズ部に鏡筒を直接付けたタイプ）タイプのルーペを再度購入するに至り，現在では治療によって両者を使い分けるようにしている．

🔍ルーペとマイクロスコープ，私はこのように使っている

■ルーペ
　一般診療全般．支台歯形成（概形成），歯周外科，インプラント外科などに使用．

■マイクロスコープ
　根管治療，支台歯形成（フィニッシングラインの仕上げ），ダイレクトボンディング，セメント除去などに使用．

● 私の臨床でのルーペの使いどころとその限界

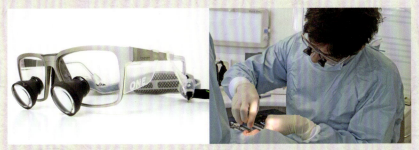

筆者が使用しているルーペ「ユニバットワン 双眼ルーペ ガリレアン2.5倍」（univet社）．作動距離350mm，視野径104mm，焦点距離105mm．

このルーペは術者の瞳孔間距離，瞳孔高さ，作動距離，下方角度を計測し，オーダーメイドで作製するため，長時間使用しても疲れにくい設計となっている．アクロマートレンズを採用していることで深い焦点深度，鮮明な視野が得られる．

TTLタイプの最大の長所は，瞳孔とレンズの距離が著しく近いため，広い視野径を得られることと考える．

う蝕処置，支台歯形成，補綴物調整，歯周治療など診療全般に使用しており，汎用性は非常に高い．特にインプラント手術において，中～強拡大視野ではドリリング方向，埋入方向，位置関係などを見誤りがちになることを経験して以来，インプラント手術や範囲の比較的広い（3～6歯程度の）歯周外科などに非常に重宝している．同様に，1歯または多数歯にわたる支台歯形成（概形成）において高倍率のルーペやマイクロスコープを使用すると，歯軸や隣在歯，対合歯との関係を見失うこともあり，弱拡大率のルーペまたは肉眼による処置が望ましいこともあると考える．

しかし，根管治療や精度の高いダイレクトボンディング治療には拡大率が足りず，マイクロスコープを使用した中～強拡大視野の必要性を感じている．

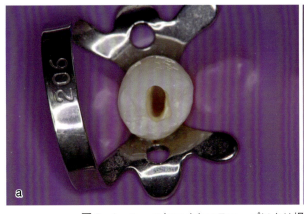
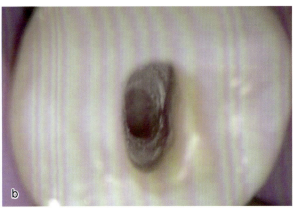

図Ⅰ-1 ルーペとマイクロスコープにより根管を覗いたところ．
a：2.5倍ルーペでは根管内まで視認することができない．
b：マイクロスコープを使用することで，根管口の形態，根管内の炎症の状態などを仔細にわたり確認することができる．

ルーペを使用した臨床例：インプラント治療

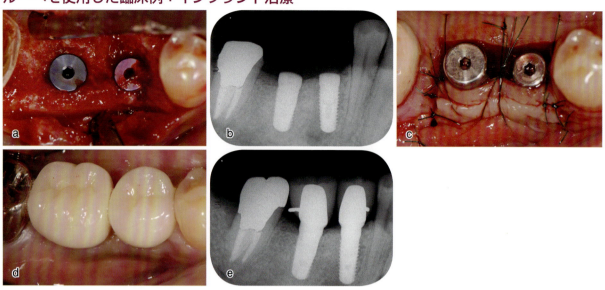

図Ⅰ-2　42歳の男性．インプラント手術などは，埋入したフィクスチャーの平行性，隣在歯や対合歯との関係を見ながら肉眼もしくは弱拡大視野において治療したほうが望ましいと考える．
　a：2.5倍ルーペによる弱拡大視野下でのインプラント埋入．
　b：一次手術後のエックス線写真．ある程度の平行性を保って埋入された．
　c：2.5倍ルーペによる弱拡大視野下での二次手術（歯肉弁根尖側移動術）を行った．
　d・e：最終補綴物装着時の口腔内写真とエックス線写真．

ルーペを使用した臨床例：支台歯形成（概形成）

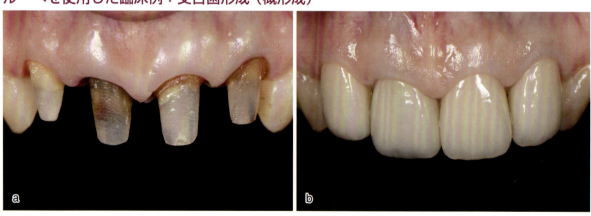

図Ⅰ-3　ルーペを用いた支台歯形成（概形成）．
　a：支台歯形成（概形成）においては，ルーペによる弱拡大視野もしくは肉眼で行うことで平行性，歯軸の方向などを見誤ることが少ないと感じている．
　b：最終補綴物装着時．

私の臨床でのマイクロスコープの使いどころとその限界

　マイクロスコープを使用する利点は，多段階に倍率を変化させることができ，目が疲れにくく，適正な作業距離をとることで姿勢がよくなり，また同軸照明によって影のない視野が得られることであると感じている．

　また，筆者が使用している機種の特徴としてモーラーインターフェイスを搭載しており，無理のない姿勢をとりながらの治療にアドバンテージを感じている．特に「アレグラ330」には電磁ロック機能と電動フォーカス機能がついており，マイクロスコープの位置調整のストレスから解放され，より治療に集中することができる．

　術中の動画撮影ができることも有利な点である．患者説明に動画を使用することで患者の治療への理解は高まり，また治療結果によっては治療満足度を高めるツールにもなることを経験している．さらに，ケースプレゼンテーションにも動画を使用することで，自分の治療を振り返ることもでき，さまざまなアドバイスを受けることで自身のスキルアップにもつながっている．

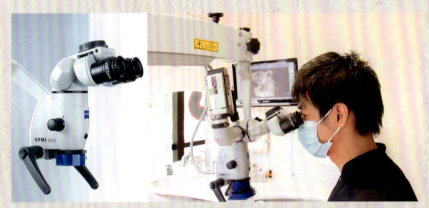

筆者が使用しているマイクロスコープ①「OPMI pico」（カールツァイス）．レンズはマルチコートアポクロマートレンズ，倍率は3.4×／5.1×／8.5×／13.6×／21.3×，ハロゲン照明．

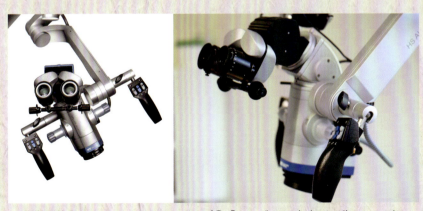

筆者が使用しているマイクロスコープ②「アレグラ330」（ヨシダ）．レンズはアポクロマートレンズ，総合倍率は1.3×～20.7×手動5段，ハロゲン照明．

マイクロスコープを使用した臨床例：ダイレクトボンディング

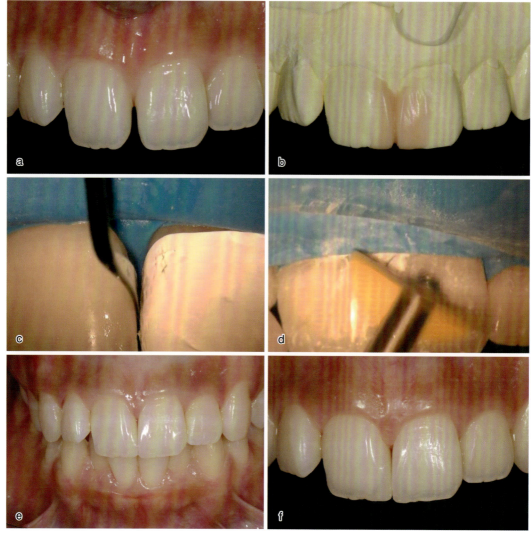

図Ⅰ-4　23歳の女性．マイクロスコープを用いたダイレクトボンディング（正中離開への対応）．
- a：正中離開，審美障害を主訴に来院．時間的，経済的に矯正治療は不可能とのことであった．
- b：ダイレクトボンディングによる正中離開の閉鎖を希望されたため，診断用ワックスアップにて治療計画を立案．
- c：マイクロスコープによる中～強拡大視野下におけるコンポジットレジン充塡．過不足ない，そして細かな形態を付与するために拡大率の高い視野が要求される．
- d：マイクロスコープによる強拡大視野下における研磨処置．研磨に時間がかかるが，治療結果の向上のためには強拡大視野下において行うことが重要であろう．
- e・f：術後の正面観．患者の審美的満足は得られた．

マイクロスコープを使用した臨床例：根管治療

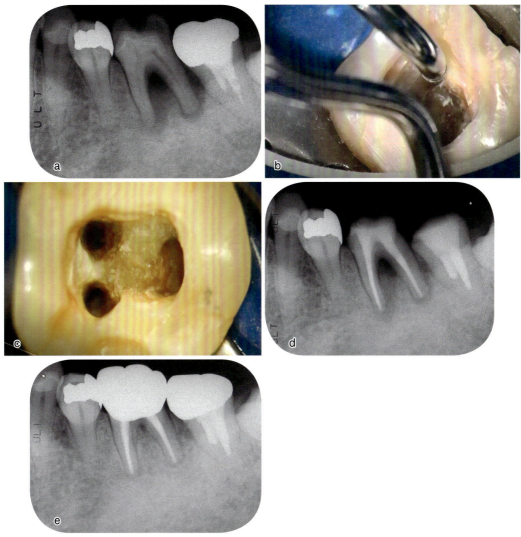

図 I-5　56歳の男性．マイクロスコープを使用した根管治療．
　a：6⏌の腫脹，疼痛を主訴に来院．他院にて抜歯と診断されたが，保存を希望していた．デンタルエックス線写真より根分岐部に及ぶ透過像を確認，また根管内より出血と排膿を認めた．
　b：マイクロスコープによる強拡大視野下において，超音波装置や回転切削器具を用いた根管口明示，イスムスの除去．ここでの過不足ない拡大形成が治療の成否を左右する．
　c：根管拡大・形成終了時．強拡大視野下において根管内に炎症所見がないことを確認．
　d：根管充塡後，レジン支台築造を行った．
　e：最終補綴物装着後約12カ月．術前に見られた根分岐部に及ぶ透過像は縮小傾向にある．

マイクロスコープとルーペを使用した臨床例：補綴治療

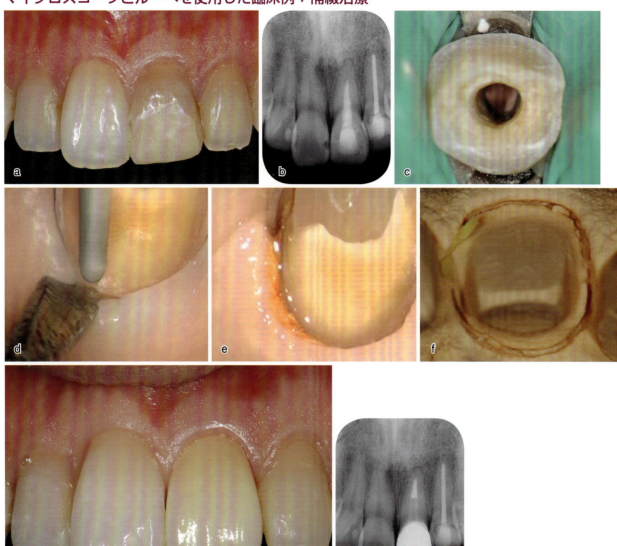

図I-6　32歳の女性．マイクロスコープとルーペを使用した補綴治療（ジルコニアオールセラミック）．

a：1|の審美障害にて来院．過去に破折の既往があり，コンポジットレジン充塡の不備を認める．

b：初診時のデンタルエックス線写真．根管治療の不備を認める．

c：マイクロスコープを用いた強拡大視野下における根管治療終了時．

d：概形成までは2.5倍ルーペを用いた弱拡大視野下，歯肉縁下へのフィニッシングラインの設定においてはマイクロスコープを用いた強拡大視野下で支台歯形成を行う．バーの先端を拡大視野下で確認しながら形成できるため，歯肉を傷つけることなく，スムーズなフィニッシングラインの形成が可能となる．

e：二次圧排．肉眼で手指の感覚に頼ってしまうと，圧排糸が歯肉溝内に深く入りすぎて外傷的な操作になりがちであるが，中〜強拡大視野下で行うことで歯肉へのダメージを最小限に抑えることができる．

f：拡大視野下にて石膏模型面でフィニッシングラインの確認を行う．

g：術後の正面観．患者の審美的満足は得られた．

h：術後のデンタルエックス線写真．補綴物の適合は良好．

マイクロスコープに関するQ&A

Q1■使い方はどのように習得しましたか？

使いはじめた頃は顕微鏡酔いなどを経験しましたが，「習うより慣れろ」で，模型や抜去歯を使ってとにかく練習しました．拡大視野下でラバーダムを用いてマイクロスーチャリングを行うトレーニングは，集中力と指先の感覚を養うのに適していると思います（a）．さまざまな講習会やコースで多くの先生のエッセンスを真似してみることも大事と思います．

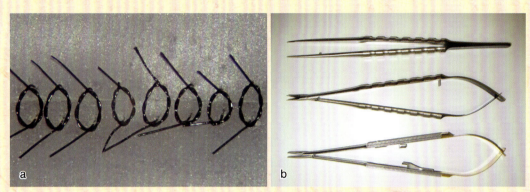

a：8-0の細い縫合糸を用い，ラバーダムの切れ目に二重－二重の外科結びを行った縫合の練習．
b：マイクロスーチャリング用の（上から）ティッシュフォーセップス，ハサミ，持針器．

Q2■治療に費やす時間は変わりましたか？

歯内療法に関しては，根管拡大から根管充填までの回数が劇的に減りました．強拡大視野下での根管の探索や根管口明示により効率よく治療できるようになったことが原因ではないかと考えます．精度にこだわると，コンポジットレジン充填や研磨には逆に時間がかかることが多くなりますが，時間と引き換えに高い治療結果が得られているのではないかと考えます．

Q3■保険診療と自費診療で使い方は異なりますか？

現行の保険診療でマイクロスコープを使用することは非経済的で，経営的なメリットはあまりなく，負担となる面があるのは事実です．しかしトレーニングのため，保険，自費に関係なく使用することで，自身のスキルと医院のレベルはアップすると感じています．またドキュメンテーションした動画を患者やスタッフと共有することで得られる信頼関係は，長期的視点でみれば経営的にも大きなプラスになると考えます．

Q4■先生が行われている診療内容を考慮された時，改善してほしいところはありますか？

現状では特にありません．

拡大視野診療のすすめ

　本項では，ルーペとマイクロスコープの臨床応用の一例を紹介させていただいた．拡大視野診療と言っても，場面や自身のスキルに合わせてルーペを使用するのか，マイクロスコープを使用するのか，また肉眼で行うのかを選択していかなければならないと考える．一般臨床医である筆者が一つ言えることは，肉眼，ルーペ，マイクロスコープの"いずれかのみ"で日々の臨床を行うのは不可能ということである．

　過去の文献によると，Pecora ら[3]は，歯根端切除に伴う痛みや腫脹に関して，マイクロスコープ使用時にはほぼ48時間以内に消失し，使用しない時と比較して外科後の不快症状が有意に少ないことを報告している．また，補綴治療の分野では Leknius ら[4]により，2.5倍ルーペを使用することで支台歯形成のミスが半減したことが報告されている．

　以上のことからも，拡大視野による診療はケースによっては有用であることがうかがえる．ただし，ルーペやマイクロスコープは導入すれば即日に精密な治療が行える魔法の道具ではなく，十分なトレーニングを積んだうえで術者の視覚を強化するためのものであり，拡大像にすることで可及的に正しく細やかな臨床診断を下す一助になるとも考えている．診断や治療の各ステップにおいて，拡大視野を通じてミスやエラーを発見し，逐一補正をする意思決定のためのツールであり，そうすることで治療精度も自然と高まると感じている．

参 考 文 献

1）南　昌宏，松川敏久，松本和久：補綴治療を変えるマイクロデンティストリー（前編）．補綴臨床，37（5）：512-520，2004.
2）小出　哲：コンポジットレジン修復におけるマイクロスコープの活用法—日常臨床の中で．歯界展望，114（4）：656-661，2009.
3）Pecora G, Andreana S：Use of dental operating microscope in endodontic surgery. Oral Surg Oral Med Oral Pathol, 75（6）：751-758, 1993.
4）Leknius C, Geissberger M：The effect of magnification on the performance of fixed prosthodontic procedures. J Calif Dent Assoc, 23（12）：66-70, 1995.

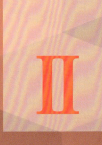

私が考える
拡大視野下の診療

斎田寛之

私の拡大視野診療の考え方

マイクロスコープ・CT・CAD/CAM は，開業の"三種の神器"と言われているようだ．それほどマイクロスコープは普及してきており，卒直後の若手までも当たり前のようにマイクロスコープを使う時代になった．筆者が卒業した頃はまだそこまでの風潮はなく，マイクロスコープはおろか，拡大鏡を使っている人もわずかであった．筆者もそれらとは縁がなく，ただ必死に目を凝らして歯と向き合っていたことを思い出す．

その後，拡大鏡やマイクロスコープが話題に上がるようになっても，必要ないと思って臨床を行ってきた．そんな筆者が拡大鏡を使うようになり，マイクロスコープも使うようになった．しかし，すべての診療にマイクロスコープや拡大鏡が必要だとは思っていない．必要な場面，必要でない場面を考えて使い分けている．

本項では，そんな筆者がどのようにそれらを使い分けているか，その私見をお話ししたい．

まずは肉眼で

結局のところ，拡大鏡やマイクロスコープは必要不可欠と考えているが，卒直後から何でも拡大して見ることに賛成とは言えない．拡大すれば確かに見える．肉眼では識別不可能な細部まで視野に入ってくる．しかし，拡大すれば本当に"見える"のだ

ルーペとマイクロスコープ, 私はこのように使っている

■ルーペ

コンポジットレジン修復，支台歯形成，テンポラリークラウン作製，外科処置（歯周外科，歯周形成外科，ほか）．

■マイクロスコープ

歯周外科（根面郭清の確認は必ずマイクロスコープを使用），SRP（MINST；低侵襲非外科的療法），根管治療，補綴物の適合確認．

．．．

それぞれの環境に合った方法が一番であり，あくまで筆者のいま現在の使い分けということを強調しておきたい．診療スタイル，アシスタントの人数，使い方，習熟度などによって使い分けは変わる．筆者自身も今後変わる可能性はある．参考程度にしていただければ幸いである．

ろうか．1枚の正面観から読み取れる情報量は，術者の経験年数により異なる．同じ写真を同じように見ているはずなのに，視界には入っているはずなのに，得られる情報量の差はかなり大きい．その像を拡大したとしても同じことが言える．

　支台歯形成の時，マージンだけを見ているだろうか？　マージンを見ながら隣在歯を見て，さらにはスタッフの動きや患者の表情も横目で見ながら形成をしている．局所だけを見ればよいのではなく，全体を見ながら局所を見ているはずである．ある程度，臨床に慣れてから拡大鏡を使用すると，おそらく自然にそうしているはずである．ベテランの臨床医には当たり前の話でも，最初はそれができない．筆者も通ってきた道である．なので，"まずは肉眼での診療に慣れる"というのが筆者の考えである．

　そのうえで，拡大された世界にはできるだけ早く触れるべきと考える．見るべきものを拡大視野で実際に"見る"ことで，肉眼で得られる情報量も変わってくる．

● 私の臨床でのルーペの使いどころとその限界

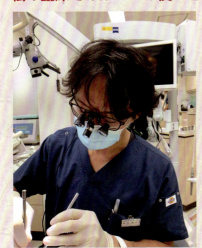

筆者が使用している「UNIVET3.0」度付きのTTLタイプのルーペに，「DENTMATE Micro Light 5 LUMINDEX 5」（マイクロテック）を装着して使用している．

　筆者は以前，8～10倍の高倍率のルーペを使用していた．それはそれで使いやすかったが，臨床の中でマイクロスコープの出番が次第に増え，高倍率が必要な処置はマイクロスコープを使用するようになった．そのため，現在は3倍のルーペをライト付きで使用している．度付きの眼鏡にTTLタイプのルーペは長時間装着しても疲れが少なく，患者と話をする時も装着したままのことも多い．眼鏡ケースに収納できるくらいコンパクトで持ち運びも苦ではなく，検診にも欠かせない．

　ルーペは，マイクロスコープを使用しない多くの処置において用いている，というのが現状である．カリエス処置，コンポジットレジン充塡，支台歯形成，テンポラリークラウン製作，補綴物の調整，歯周外科（簡単な症例では切開，剝離，縫合はルーペを使用することが多い．郭清の際には必ずマイクロスコープを使用する）などである．

　限界はつまり，マイクロスコープに敵わない部分ということになる．低倍率を使用しているが故に，高倍率が必要な処置には使えない．マイクロスコープのほうが光量が圧倒的に強く，高倍率でも見やすいと感じる．マイクロスコープで最高倍率を使用することは実はそれほど多くはなく，何かの確認の際に少し使用するのみで，日常的には低倍率を使用している．倍率を低倍率→高倍率とすぐに変えられるのもマイクロスコープの大きな魅力であり，その点でも倍率が変えられないルーペには限界を感じる．

ルーペを使用した臨床例：コンポジットレジン（CR）修復

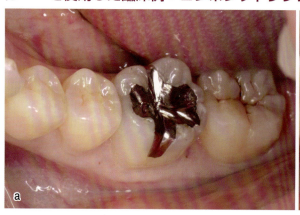
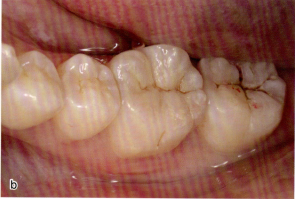

図Ⅱ-1　CR修復は簡単に済ますこともできるが，一度でも修復後の写真を撮ったことがあれば，きれいに修復することが意外に難しいことがわかる．歯質に近い色合いのCRでオーバーハングや段差なく滑らかに修復するには拡大視野は必須である．直接法だからこその研磨の難しさもあり，拡大視野はそれをサポートしてくれる．6̄は比較的大きなインレー（a）ではあったが，残存歯質で咬合が確保されているため，CRで修復した（b）．

▶▶ 明視野と視力

　拡大視野と同時に必要となってくるのが，明るさである．拡大倍率が上がるほど得られる光量は減る．それを補うため，また視線の先に光を直接届けるため，ライトが必要になってくる．ライトなしでも見ることはできるが，高倍率のルーペを使用するのであれば，ライトは必須と考える．

　視力に関してはどうだろうか？　以前は明るすぎることは目に悪いと言われていたが，近年，視力低下に影響するのはむしろ光量不足と言われている．暗い部屋で目を凝らして本を読むと目が疲れ，視力が落ちる．高倍率のルーペ使用に関しても同じことが言えるかもしれない．これについては諸説あるようだが，いずれにしても一度ライト付きで覗いてしまうと，それを抜きにするのは難しいかもしれない．それほどよく見え，高倍率，さらに光源付きの拡大視野では肉眼とは別の世界が広がっているように感じる．

▶▶ 拡大視野に慣れる

　低倍率では慣れはあまり必要ないが，高倍率では慣れが必要になってくる．これが

ルーペを使用した臨床例：歯周外科

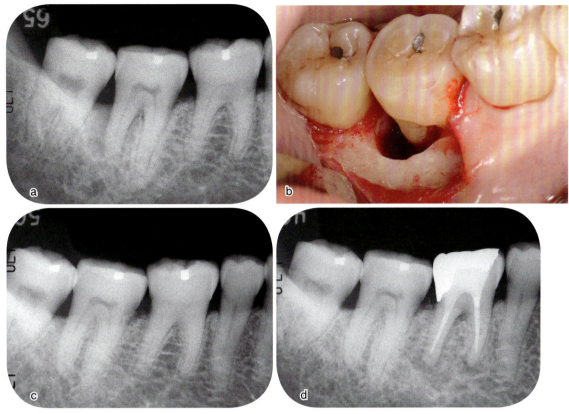

図Ⅱ-2　歯周外科は現在ではルーペとマイクロスコープを併用することが多いが，2011年当時はマイクロスコープを導入しておらず，本症例はルーペ（サージテルの8.0倍）を使用して行った．切開・剥離の際には骨頂部を見極めて，骨膜にしっかりと切開を入れることが重要であるが，光源の存在もあり，ルーペを使用して行ったほうが肉眼と比較して結果的に短時間で行うことができる．また歯根面の郭清に関しては，言うまでもなく光源付きのルーペの使用は非常に有効である．臼歯部舌側面，遠心面，隣接面の歯根の観察を肉眼で行うのは困難である．明視野，拡大視野により，細かい歯石も確実に除去することができ，さらには壊死セメント質，剥離セメント質なども見分けて除去することができる．現在であればマイクロスコープを使用すると思われる．
症例は 7 の再生療法を行った症例である．7 遠心には根尖付近にまで及ぶ垂直性骨欠損が存在していた（a）．拡大視野下で切開，剥離，根面郭清を行い，エムドゲインと人工骨を併用した（b）．約4年後のエックス線写真では骨欠損が修復され，歯槽硬線の出現も確認できる（c）．術後5年．経過は良好である（d）．

壁となって，拡大視野診療を諦めてしまう人も少なくないかもしれない．根管内や臼歯部遠心面を見る時にはミラーテクニックが必須となってくる．最初こそ，酔うような感覚や左右反対の動きに戸惑うかもしれないが，根気よく見ていれば必ず慣れるはずである．拡大視野に慣れていれば，老視になっても問題なく診療が行えるという．

最初は大変でも，拡大視野に慣れることは長い目でみても重要である．

● 私の臨床でのマイクロスコープの使いどころとその限界

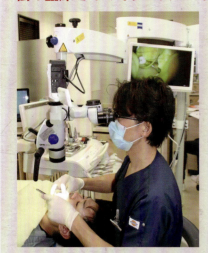

筆者使用の「OPMI pico」（カールツァイス）．

マイクロスコープの導入から5年あまりが経過し，慣れてきたこともあるが，筆者の臨床においてマイクロスコープの出番は格段に増えている．マイクロスコープは高倍率で見られることが魅力と言われているが，実際には最高倍率を使用することはあまりない．日常的には低倍率を使用して，必要なところで高倍率に上げて使用している．倍率を好きな時に変えられるのはマイクロスコープの大きなメリットだと感じている．静止画や動画などの記録を採りやすいことも大きな魅力である．さらに，大きな光量，深い被写界深度など，ルーペにはない魅力も多い．

その一方で，機動力ではルーペに分がある．当院ではキャスター付きのマイクロスコープを使用しているため，どのユニットにも運ぶことはできるが，移動が大変な点はデメリットと言える．また，直視も可能ではあるものの，基本的にはミラーテクニックで行うことが多いため，慣れが必要なことは限界というかデメリットかもしれない．

マイクロスコープを使用した臨床例：根管内石灰化物の除去

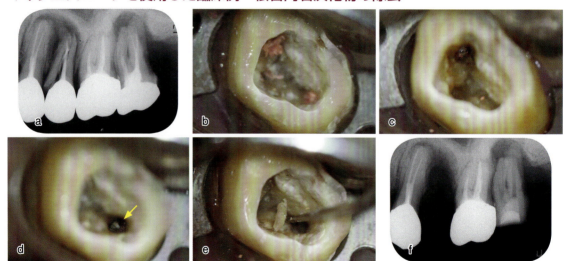

図Ⅱ-3 マイクロスコープを導入して，感染ガッタパーチャの除去は非常に楽になったと感じている．症例は |7 の根管治療の様子である．破折をしていた |5 の抜歯後，|7 もエックス線写真上では根尖付近に至る骨欠損が確認でき（a），抜歯適応と考えていた．しかし，歯周ポケットが5mm以内であったことから，歯内‐歯周病変の可能性を考えて，根管治療を進めることとした．超音波チップと，根尖付近はO・Kマイクロエキスカ（サンデンタル）を用いて感染ガッタパーチャを除去した．近心根からは排膿が見られた．原因根の特定も容易である（b・c）．ガッタパーチャを取り除くと，根管壁に白い石灰化物が見られた（口蓋根，d）のでO・Kマイクロエキスカを使用して除去した（e）．残存歯髄の石灰化物と思われる．マイクロスコープがなければ見つけることも除去することも困難であったと考える．よく見えるからこそ，確実に，そして短時間で行うことができた．

実体顕微鏡（歯科技工用）の世界

　筆者は歯科技工用の実体顕微鏡（10倍）で拡大視野に慣れていった．印象採得後の印象体の確認，テンポラリークラウンの作製，模型上での補綴物のマージン確認，補綴物の内面調整や研磨などで実体顕微鏡を使用するようになった．拡大視野に慣れると，それがないことが不安になるが，筆者は逆の体験もした．実体顕微鏡で見ていると，今まで肉眼では見えなかった補綴物のマージン部などが肉眼でも見えるようになってくる．拡大視野で見ることで，見るべきところ，見るべきものが脳に刷り込まれてくるものと考えている．

マイクロスコープを使用した臨床例：ガッタパーチャの除去

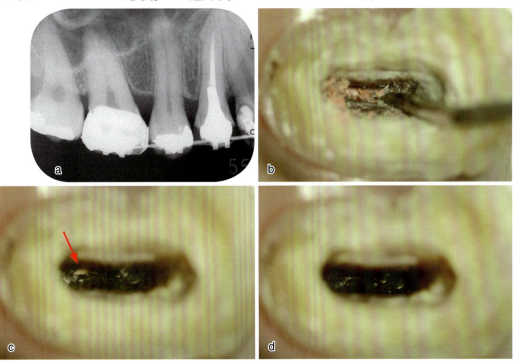

図Ⅱ-4　感染ガッタパーチャの除去症例.
a：4⏌には根尖病変が認められる．
b：超音波チップにてガッタパーチャを除去．
c：マイクロスコープではガッタパーチャのわずかな残存も見ることができる．ここからはO・Kマイクロエキスカを使用する．
d：短時間でガッタパーチャを完全に除去することができた．

マイクロスコープを使用した臨床例：上顎臼歯部へのマイクロサージェリー

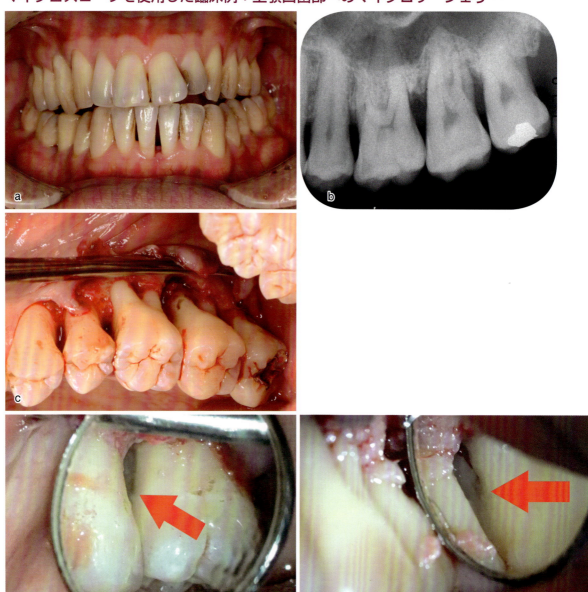

図Ⅱ-5　上顎大臼歯部の分岐部の郭清は非常に困難であるが，マイクロスコープを使用してこれを達成することができる．分岐部を抱える大臼歯部のフラップ手術において，マイクロスコープは不可欠である．

a・b：46歳，男性．非喫煙者．初診2018年9月．年齢を考えると重度の歯周炎に罹患していた．

c：歯周基本治療後の再評価で歯周ポケットと骨欠損が残存したため，歯周外科処置を行った（2019年1月）．

d：$\underline{6}$ 遠心分岐部（口蓋側から）の歯石の残存が確認できる（2019年1月）．

e：$\underline{7}$ 遠心分岐部の歯石の残存が確認できる（2019年1月）．

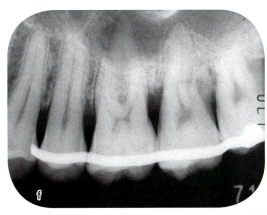 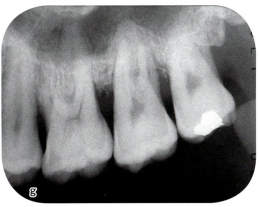

f：歯周外科後のデンタルエックス線写真（2019年1月）．
g：歯周外科後約5カ月経過時のデンタルエックス線写真（2019年6月）．

🔴マイクロスコープに関するQ&A

Q1■使い方はどのように習得しましたか？

　最初は抜去歯で練習をし，いくつかの論文や本などで使い方のコツを知り，あとは実際に臨床で使いながら慣れていきました．ミラーテクニックに関しては，ルーペのみ使用していた頃から積極的に行って慣れていきました．

Q2■治療に費やす時間は変わりましたか？

　よく見えるが故に，手の動きは丁寧につまりスローになるので，形成やコンポジットレジン修復などでは治療時間は増えました．一方で，たとえば根管治療における感染ガッタパーチャの除去，歯周外科時の汚染根面の郭清などでは，見えることにより大幅な時間の短縮になっています．

Q3■保険診療と自費診療で使い方は異なりますか？

　保険診療と自費診療の区別は特にせず，必要な症例に用いています．

Q4■先生が行われている診療内容を考慮された時，改善してほしいところはありますか？

　LED光源のマイクロスコープを使用していますが，最高倍率では光量が足りないと感じる時があります．また，当院ではモービルタイプのマイクロスコープ2台を必要とするユニットに移動して使用していますが，もう少しコンパクトであると便利です．やはり一番改善してほしいのは価格です．基本的に使用していて不自由を感じることはあまりありません．

私が考えるルーペとマイクロスコープのメリットとデメリット

■ルーペ

- メリット：（マイクロスコープと比較して）比較的安価，導入のしやすさ，操作性，周りの動きが把握しやすい，持ち運びがしやすい．
- デメリット：強拡大時の光量不足，記録（写真，動画）が採りにくい．

■マイクロスコープ

- メリット：強拡大時の十分な光量，深い被写界深度，倍率を容易に変えることができる，記録（写真，動画）が採りやすい．
- デメリット：高価，操作性（特に臼歯部），大きさ・重量ゆえ移動が大変．

▶▶ 拡大視野診療のすすめ

ルーペを使用してから約13年，マイクロスコープを導入してからはまだ5年だが，肉眼→ルーペ→マイクロスコープと，"歯"（一歯単位）を"見る"ことに関しては段階的にレベルが上がっており，どちらも筆者の臨床になくてはならないものになった．しかし，"口"（一口腔単位）や"人"（一個体単位）を"観る"ためには，これらは必ずしも必要ではなく，むしろそれを邪魔してしまう可能性すらある．

拡大視野はあくまで"歯"を"見る"ものだと理解をして，うまく活用することが大事だと筆者は考える．その考えのうえで，できるだけ早い時期に拡大視野診療に触れることは重要である．先ほど紹介した技工用の実体顕微鏡の例のように，拡大視野で見ることにより，見るべきものを早く理解でき，今まで見えなかったものが肉眼でも見えるようになるかもしれない．

ルーペの操作性のよさ，マイクロスコープの解像度の高さや明るさ，それぞれのメリットを活かし，それぞれの診療環境の中でうまく使い分けることが重要と考える．

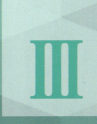

拡大視野下の臨床の優位性
――今後の変化する歯科医療に柔軟に対応するために――

須崎 明

▶▶ 拡大視野はここがいい！

『歯科医療白書』[1] によると，現在の歯科医療は，診療行為の種類と回数に応じた医療サービスの対価が医療機関に支払われる"出来高払い制度"となっている．本制度は，医療機関にコストを削減するインセンティブが働きにくく，過剰診療・過剰投薬になりやすい．このような流れの中で医療費を抑制するために，今後は疾病ごと，あるいは治療一単位ごとに一定額の支払いとする"包括払い制度"に移行していくものと思われる．すなわち，早く疾患を治癒させることができる医療機関ほど，経営が安定することになる．

拡大視野下の臨床はその救世主となりうる．もちろん，裸眼のみの治療でも疾患を治癒させること，ゴルフでたとえるなら7番アイアン1本でもカップインできる．しかし，ルーペやマイクロスコープを用いてさまざまな倍率で治療した場合は，原因の同定が容易になりやすいため，疾患をより早く治癒させることができる．言い換えれば，多くの種類のゴルフクラブを使いこなせば，早くカップインすることができるのである（図Ⅲ-1）．つまり，拡大視野下の臨床は，医療機関だけでなく患者のメリットとなる．

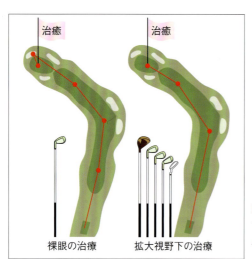

図Ⅲ-1 ルーペやマイクロスコープを用いてさまざまな倍率で治療した場合，原因の同定が容易になりやすいため，疾患を早く治癒させることができる．

●ルーペとマイクロスコープ，私はこのように使っている

■ルーペ
筆者が用いる基本の倍率は3倍あるいは10倍．
診査・診断（難症例を除く），保険診療全般（難症例を除く），支台歯形成（概形成），矯正，ホワイトニング．

■マイクロスコープ
倍率は3.4倍，5.1倍，8.2倍，13.6倍，21.3倍．
支台歯形成（仕上げ），プロビジョナルクラウンの調整（マージン部の仕上げ），診査・診断（難症例），保険診療全般（難症例）特に歯内療法，自費のコンポジットレジン修復，レーザー治療．

私の臨床でのルーペの使いどころとその限界

筆者は3倍あるいは10倍の倍率のルーペを用いている．その手軽さからこれらのルーペは，筆者の拡大視野下の臨床において基本となっている．また，本ルーペはバイビジョン（拡大視野と通常の視野の両方が得られる，図Ⅲ-2）であり，装着したまま視線を変えるだけで患者とコミュニケーションをとることができるため，裸眼と同じような感覚で拡大視野を得ることができる（図Ⅲ-3）．

さらに，保険診療では筆者は数台のチェアーの患者を並行して治療している．したがって，ルーペを装着したまま素早い移動が可能となるため，ルーペによる拡大視野の確保は非常に有用である．

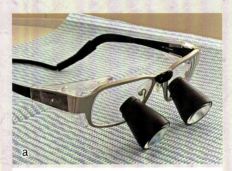
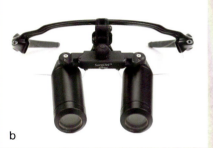

a：筆者の拡大視野下の臨床の基本となる3倍の倍率のルーペ「SurgiTel」（オーラルケア）．スルー・ザ・レンズ（through the lens, TTL）タイプは眼幅（瞳孔間距離）や視野角の調整の必要がなく，重量もフリップアップタイプより軽いため，装着感が良好である．
b：10倍率のルーペ「SurgiTel EVK800」（オーラルケア）．高倍率のレンズにもかかわらず，ルーペの重量は71gと非常に軽量であるため，装着時のストレスがない．

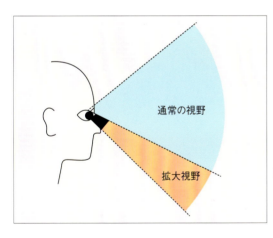

図Ⅲ-2 筆者が使用しているルーペは，拡大視野と通常の視野の両方が得られるバイビジョンとなっている．

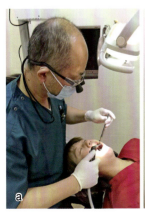
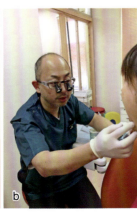
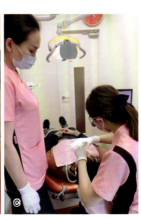

図Ⅲ-3 バイビジョンの効果．
a：視線を下に向ければ拡大視野を得られる．作業距離が一定であるため，必然的に診療姿勢も安定する．
b：視線を前方に向ければ通常の視野となるため，ルーペを装着したまま，患者と目線を合わせてコミュニケーションをとることができる．
c：拡大視野下での治療中，モニター上のエックス線写真を通常の視野で確認できる．

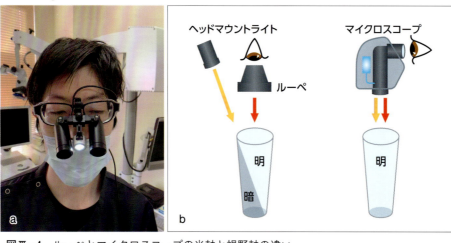

図Ⅲ-4　ルーペとマイクロスコープの光軸と視野軸の違い.
ルーペを用いた拡大視野下の治療の特徴の1つに視野が明るくなることが挙げられる．さらにオプションでLEDライトを装着することにより，対象の凹凸をよりはっきり確認できるようになる．ただしその構造から光軸と視野軸は一致しない．
一方，マイクロスコープはその構造から光軸と視野軸が一致するため，歯内治療時に根尖部の状態を確認しやすい（b，文献[2]より）．

ルーペとマイクロスコープを使用した臨床例：根管治療とコンポジットレジン（CR）修復

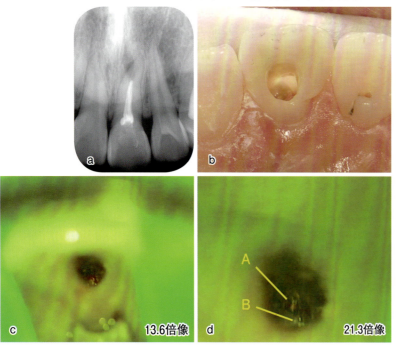

図Ⅲ-5　⌊1⌉ 根尖部の違和感を主訴に来院した患者（19歳，女性）．
a：エックス線写真．診査の結果，根尖部のパーフォレーションが疑われた．
b：前述のように，ルーペはバイビジョンのため全体のイメージがつかみやすく，本症例ではルーペによる視野下で歯冠部のCRを除去した．マイクロスコープはルーペと比較して拡大率が高いだけでなく，視る方向と光の方向が一致しているため，深層部まで光が届き，影になる部分がないので根尖部の状態を観察しやすい．その一方，強拡大にすれば全体のイメージが捉えにくいというデメリットもある．
c：マイクロスコープ視野下でガッタパーチャを除去した後の13.6倍像．根尖部のパーフォレーション部が確認できる．
d：同部位の21.3倍像を示す．上部にパーフォレーション部（A）と本来の根管（B）の両方が確認できる一方，根管内の全体のイメージはつかみにくい．

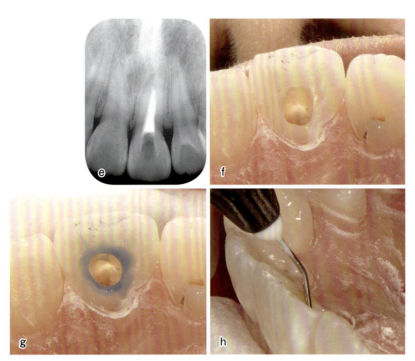

e：本来の根尖部の根管は石灰化していたため，水酸化カルシウムを貼薬した．後日，症状が消失したのを確認して根尖部はMTA（プロルートMTA，デンツプライシロナ）にて封鎖し，残りの根管をガッタパーチャとレジン系シーラー（AHプラス，デンツプライシロナ）にて根管充填した．

f：数週間経過を観察し，症状が認められなかったためCRにて修復することとした．ルーペによる拡大視野下で，窩壁の新鮮面を露出させ，外形線上にベベルを付与した．筆者はベベルを付与する際，咬合関係を参考にベベルの厚みを調整している．したがって，全体の咬合関係の確認と局所のベベルの付与が瞬時にできるルーペは有効である．

g：Rayら[3]やTronstadら[4]が報告しているように，根管治療の予後に不安がある場合は歯冠修復をより確実にし，コロナルリーケージを回避することが長期予後の安定につながる．そのためワンステップのボンディング材を塗布する前に，封鎖をより確実にするため，正リン酸にてエナメル質のみエッチング（セレクティブエッチ）した．この際，象牙質をエッチングすると接着力が低下してしまうので，拡大視野下の操作が必須となる．

h：水洗，乾燥後，ワンステップボンディング材を塗布し，フロアブルコンポジットレジンで窩洞を充填した．充填時はCRの重合収縮に配慮し，積層充填を心がける．

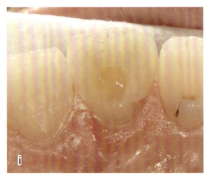
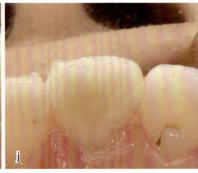
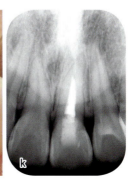

i：さらに，光照射前に気泡の混入がないかを拡大視野下で確認することが重要となる．
j：修復後の同部位を示す．
k：1年経過後の現在も経過は良好である．

私の臨床でのマイクロスコープの使いどころとその限界

ルーペでは疾患の原因の同定や除去が困難と判断した際に、マイクロスコープを用いる．言い換えれば、1人の患者の治療にじっくりと腰を据えて取り組む場合に有用である．筆者は必要に応じて、3.4倍、5.1倍、8.2倍、13.6倍、21.3倍に倍率を変化させながら治療している．また、モニター像はインフォームドコンセントにも有用である．

自費のCR修復の際はできるだけマイクロスコープを用いている．当院では自費のCR修復の最大のメリットとして、審美性よりも、可能な限りMIコンセプトに配慮して感染歯質を除去し、確実に接着操作をし、重合収縮に配慮しながらCRを填塞していく治療行為をアピールしている．そのためには多くのステップと時間が必要であり、必然的に自費治療となることを患者に理解してもらっている．

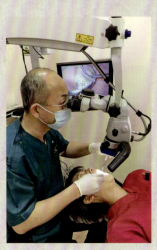

1人の患者の治療にじっくりと腰を据えて取り組む場合に用いるマイクロスコープ「OPMI pico」（オプション：MORAインターフェイス、一体型Medi Live CCDカメラ、LED照明、バリオスコープ100：カールツァイス）．

マイクロスコープとルーペを使用した臨床例：CR修復

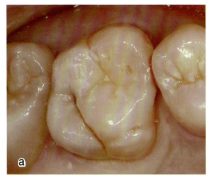
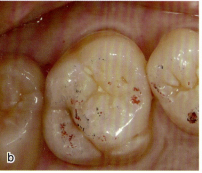
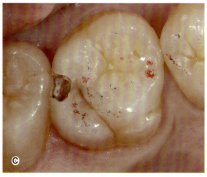

図Ⅲ-6　MIコンセプトに基づいたCR修復を希望した患者（33歳、男性）．
 a：患歯は上顎大臼歯．
 b：患者は歯科医師であり、エナメル質に印記された咬合接触点をできるだけ残存させたい、とのことであった．
 c：まず、マイクロスコープ下でエナメル質の接触点をできるだけ避けて、う窩の開拡を行った．

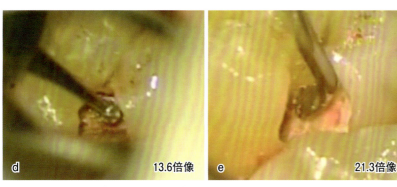

d：さらに回転切削器具を用いて感染歯質を除去した．
e：回転切削器具が届かない部位は，窩洞の外形線を少しずつ広げながら，スプーンエキスカベータにより感染歯質を完全に除去した．

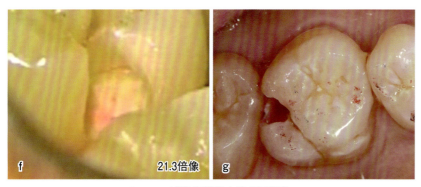

f・g：感染歯質除去後の同部位．

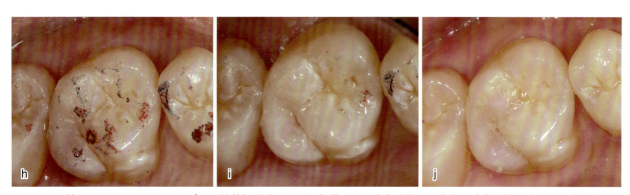

h：続いて，マイクロスコープ下で接着処理後，CRを充塡した．咬合調整は，座位で咬合関係を確認し，水平位で調整するため，患者の体位の変化が頻繁となる．したがって，咬合調整時は効率を考慮し，ルーペによる拡大視野下の治療となる．
i：咬合調整後，マイクロスコープ下で形態を修正し，研磨した．
j：3カ月後の同部位．経過は良好である．

臨床経験が少ないほど拡大視野下の臨床を行うべき

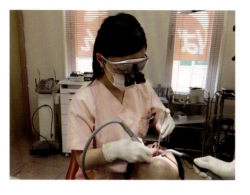

臨床シミュレーションシステムを用いた拡大視野下の治療の優位性に関する筆者らの研究[5]では、技術が未熟な段階から拡大視野下の診療をすると姿勢が安定し、技術の向上が促進されることを報告している．

当院の非常勤歯科医師も、治療の際はルーペを装着している．以下に、約1年間ルーペを使用している本人の感想をご紹介する．

*

私が拡大鏡を使用し始めて数カ月後、不慣れなため今後使用するかどうか悩み始めた頃の話です．拡大鏡を使用せず、感染歯質を自分の感覚で取り切ったと判断したことがありました．CRを充填する前、感染歯質の取り残しが少し心配になり、確認のため拡大鏡を装着しました．すると、思いの外、感染歯質が残っており、大変落ち込んだことを覚えています．

拡大鏡を使用する以前の治療では、自分が思う以上に感染歯質の取り残しがあったと考えられます．今思うと患者さんに申し訳ない気持ちでいっぱいです．この一件で、常に拡大鏡の使用を心がけています．最近は欲が出てきたためか、倍率を上げてもっと見たいという気持ちが湧いてきました．（吉田明世）

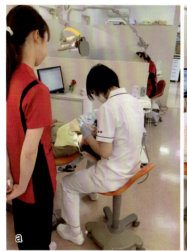 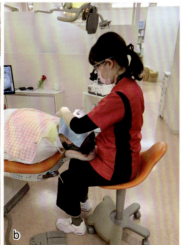 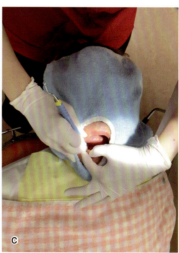

図Ⅲ-7　筆者らの研究[5]では、拡大視野下での治療は焦点距離が一定しているため、治療姿勢が一定する．また、それにより治療技術も向上する、と報告している．
　a：当院で臨床実習中の歯科衛生士専門学校の学生．治療に夢中で姿勢が安定していない．
　b：当院の歯科衛生士．拡大視野下の治療で姿勢が安定している．
　c：姿勢が安定することで、SRPの技術も安定する．

●マイクロスコープに関するQ&A

Q1■使い方はどのように習得しましたか？

　恩師である愛知学院大学歯学部保存修復学講座・千田　彰元教授の勧めにより，卒業後すぐに1.25倍のルーペを使用しはじめ，買い替えるたびに2.5倍，3倍ならびに10倍へと倍率を上げていきました．その後，マイクロスコープを導入したのですが，ルーペを装着しながらミラーテクニックを併用した水平位診療に慣れていたので，まったく違和感なくマイクロスコープを使用することができました．

Q2■治療に費やす時間は変わりましたか？

　術野が明るく，しっかりと見えるため，1回の治療時間は長くなりました．逆に1つの疾患の治癒期間は短くなったので，1つの疾患に対するトータルの治療時間は短くなったと思います．

Q3■保険診療と自費診療で使い方は異なりますか？

　自費診療でマイクロスコープを使用することが多いですが，難症例の場合には保険診療でも使用します．CTとマイクロスコープを併用した歯根端切除手術が保険診療で認められていますが，平成28年4月からは4根管または樋状根の歯内療法にも適応が広がったため，日常臨床全般においてマイクロスコープのニーズが高まっています．

Q4■先生が行われている診療内容を考慮された時，改善してほしいところはありますか？

　現在，当院のマイクロスコープは1台のみです．以前は可動式だったのですが，現在は手術室に固定式になりました．したがって，残りのチェアーではマイクロスコープを使用できなくなりました．理想として全チェアーに設置したいのですが，現実には難しい状況です．今後，少しでも多くのチェアーに設置できるようにマイクロスコープが安価になることを望んでいます．

▶▶ 拡大視野診療のすすめ

　　　拡大視野下の診療のメリットが多いのはもちろんのこと，CTやレーザーを併用するとそのメリットはより大きなものとなりうる．

　　　レーザーを使用する際，レーザー光から眼を保護するため波長に応じた保護ゴーグルが必要とされている[6]．拡大視野下ではその必要性はより高くなる．しかしながら，ルーペによる拡大視野下でのレーザー治療は，眼の保護という点では困難が多いのが現状ではないだろうか．逆にマイクロスコープでは，さまざまなレーザー光に応

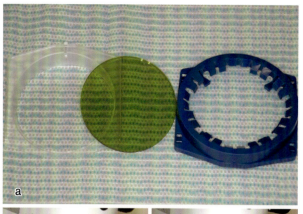
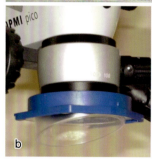
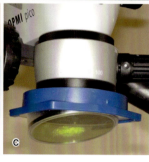

図Ⅲ-8 筆者が使用しているマイクロスコープには保護フィルター（a）が内蔵されていないため，レーザーを使用する際はレンズの保護カバーの中に保護フィルターを挿入している（b・c）．

じた保護フィルターが内蔵されているものも市販されている．フィルターが内蔵されていない場合は，保護ゴーグルを装着してマイクロスコープを使用することが可能である．すなわち拡大視野下のレーザー治療では，ルーペよりもマイクロスコープのほうが優れていると言える．

ちなみに，筆者が使用しているマイクロスコープには保護フィルターが内蔵されていないため，レーザーを使用する際はレンズの保護カバーの中に保護フィルターを挿入している（**図Ⅲ-8**）．

今後の歯科界の変化に柔軟に対応していくためにも，少しでも早く拡大視野下の診療に慣れることをお勧めしたい．

参 考 文 献

1 ）公益社団法人日本歯科医師会：歯科医療白書2013年度版．65-74，一般財団法人社会保険協会，東京，2014．
2 ）木ノ本喜史，北村和夫，佐藤暢也，澤田則宏：歯内療法における最新のトレンド．日本歯科評論別冊2015／最新 歯内療法の器具・器材と臨床活用テクニック，12-17，ヒョーロン・パブリッシャーズ，東京，2015．
3 ）Ray HA, Trope M：Periapical status of endodontically treated teeth in relation to the technical quality of the root filling and the coronal restoration．Int Endod J, 28（1）：12-18, 1995．
4 ）Tronstad L, Asbjørnsen K, Døving L, Pedersen I, Eriksen HM：Influence of coronal restorations on the periapical health of endodontically treated teeth．Endod Dent Traumatol, 16（5）：218-221, 2000．
5 ）須崎　明：最新歯科用マテリアル120％活用法 もっと使えて，もっと活かせる！．22-24，クインテッセンス出版，東京，2014．
6 ）一般社団法人日本レーザー歯学会：レーザー歯学の手引き．58-70，デンタルダイヤモンド社，東京，2015．

IV

私が考えるルーペと
マイクロスコープの使い分け

殿塚量平

▶▶ 拡大視野はここがいい！

歯科治療における拡大視野の必要性について，異論を唱える歯科医師や歯科スタッフはかなり少数であると思われる．筆者も拡大視野での診療を取り入れて約19年が経ったが，使用初期より術野を拡大することによるアドバンテージを多く感じてきた．

まず最初はルーペを導入した．作業距離400mmのカールツァイス社製3.5倍の倍率のルーペを選択し，ほぼすべての治療に用いていた．ルーペを使用するようになり，支台歯形成時のフィニッシングラインの滑らかな仕上がりや歯肉圧排など，多く

● ルーペとマイクロスコープ，私はこのように使っている

■ルーペ
ほぼすべての処置に使用している．歯周外科やインプラント手術のように広範囲を見ながら処置を行う場合は，低倍率のルーペを使用している．

■マイクロスコープ
接着性レジンセメントの除去時や根管治療の際に用いることが多い．特に根管探索時や，歯髄腔と髄角部の清掃，直線的な根管であれば根尖孔付近まで確認，処置ができる時もある．

● 私の臨床でのルーペの使いどころとその限界

■低倍率（2.5倍）
低倍率のルーペのメリットは，より広範囲を見ながら処置ができる点であると考えている．歯周外科処置やインプラント手術には低倍率のものを使用している．

歯周外科処置においては，特に骨外科処置時に全体的な連続性やバランスを見るために広い範囲での視野が必要となり，高倍率のルーペでは周囲を見渡すことが困難であると考えている．また，インプラント治療においても，埋入方向や埋入深度を確認する際，低倍率で立体感をもって術野を観察することはとても重要であると考えている．

■高倍率（4.5倍）
上記以外の診療にはすべて高倍率のルーペを用いている．特にカリエス処置や補綴治療にはほぼすべて使用している．高倍率ルーペは視野が狭くなるので，視野の隅々まで歪みのないことと，レンズの明るさが重要であると思う．

通常の処置においてはほとんどの場合でルーペを使用するが，根管治療では光量の不足，より大きな拡大率が求められることからマイクロスコープが必要となる．

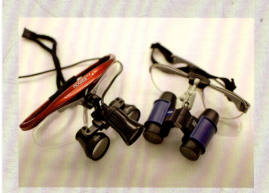

倍率により2種類のルーペを使い分けている．左は低倍率（2.5倍）の「SERIES 250 2.5 R」（PeriOptix）．右は高倍率（4.5倍）の「EyeMag PRO」（カールツァイス）で，作業距離は350mm．

の場面で処置の精度の向上，組織へのダメージの軽減など多くのメリットをすぐに感じた．

その後，ルーペでは特に根管治療時に光量の不足などを強く感じるようになり，マイクロスコープを導入した．マイクロスコープを用いることによりさらに観察する倍率が上がり，ルーペだけでは見ることのできなかった部分がより鮮明に観察され，処置もより確実となった．

実習付きのセミナーなどに参加しても，最近では自分のルーペを持参する先生も多く，拡大視野の利点は確実に浸透しているものと思う．

ルーペ（低倍率）を使用した臨床例：歯周外科とインプラント手術

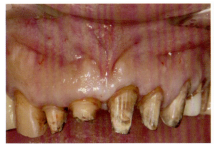
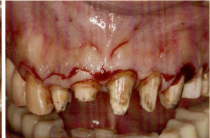
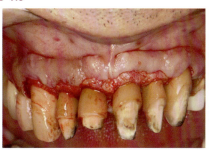
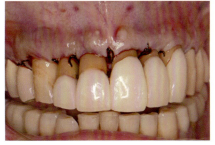

図Ⅳ-1 歯周ポケットの除去と歯頸線を揃えることを目的として外科処置を行った症例．歯列全体のバランスを考慮しながら，右上小臼歯部の支持骨の削除量が最小になるよう骨削除を行い，歯肉弁の位置付けを行った．

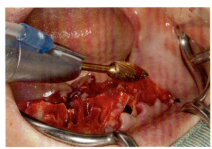
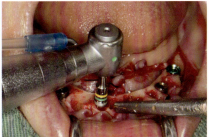
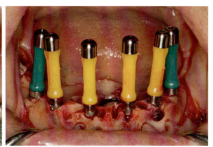

図Ⅳ-2 重度の歯周疾患により下顎すべての歯が保存不可であった．抜歯と同時にインプラント埋入を行ったが，歯槽頂部の骨の鋭縁の削除やインプラントの埋入方向の確認を確実にするために，低倍率のルーペを使用した．

ルーペ（高倍率）を使用した臨床例：支台歯形成

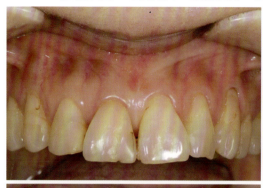
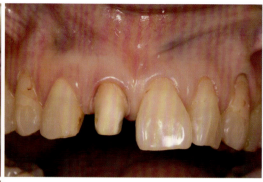
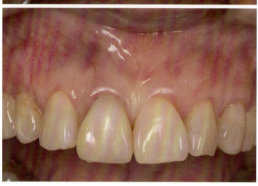

図Ⅳ-3　この症例は，1| を補綴するにあたり支台歯形成，プロビジョナルレストレーションの形態修正に高倍率のルーペを使用した．この症例では根面被覆も行っているが，そちらは低倍率のルーペを使用した．

私の臨床でのマイクロスコープの使いどころとその限界

マイクロスコープの特徴は，高い拡大率と視線にほぼ一致した照明にある．高い拡大率のメリットは，特に直視できる場所において精密な作業を行うことができる点と，その仕上がりのきれいさにあると感じている．たとえば，支台歯形成時のショルダーにできたJ-シェイプの修正や，フィニッシングラインを滑らかにするといった処置でその恩恵に与ることができる．しかし，直視できない部位，直視しにくい部位ではミラーテクニックの習得などを必要とし，それ相応のトレーニングも必要となる．

また，高い拡大率と視線にほぼ一致した照明は，根管治療において，従来は観察することのできなかった部位を見ることができる．ただし，そこに器具を正確にアクセスさせて的確に操作をするためにはコツがあり，専用器具の用意やミラーテクニックの習得などのトレーニングがやはり必要となる．

以上のようなメリットによる診療ストレスの軽減は大きく，筆者の臨床，特に根管治療においてマイクロスコープを使用しないことは考えられないものとなっている．

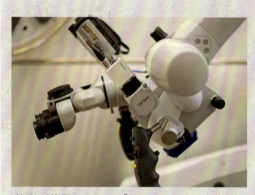

筆者が使用している「OPMI PROergo」（カールツァイス）．総合倍率は1.9〜18.2×，有効視野径は12〜118mm．

マイクロスコープを使用した臨床例：支台歯形成

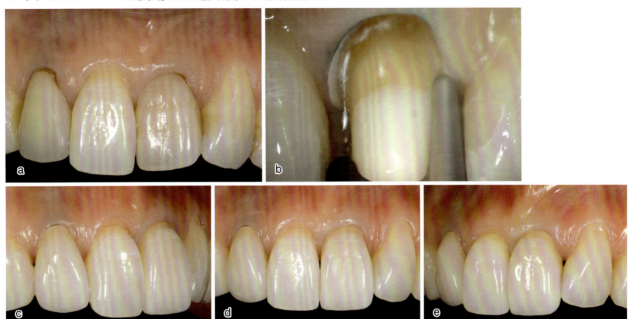

図Ⅳ-4 前歯の審美障害を主訴に来院した女性の患者．歯肉が薄く，歯肉退縮も起こしているため，結合組織移植による根面被覆とバイオタイプの改善を提案したが，海外への転勤を控え時間的に不可能であったため，現状のまま補綴処置を行った．このような薄い歯肉の場合，歯肉縁下の支台歯形成には細心の注意を払わないと予期せぬ歯肉退縮を引き起こしたりする場合があるので，マイクロスコープを用いた拡大視野下で支台歯形成を行った（a は術前，b は形成中，c～e は術後）．

スタッフと協同したマイクロスコープの活用

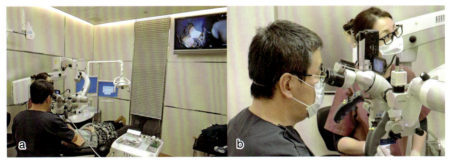

　マイクロスコープで診療する際，a のように画像をモニターに写し，アシスタントスタッフは術野とモニターを半々くらいに見ながら介助するようにしている（b）．というのは，マイクロスコープの照明はとても強く，アシスタントスタッフの目の疲労を軽減させるためと，術者の見ている（処置している）場所がわかりやすいためである．スタッフにはマイクロスコープのアシスタントのトレーニングが必須である．

マイクロスコープを使用した臨床例：根管治療

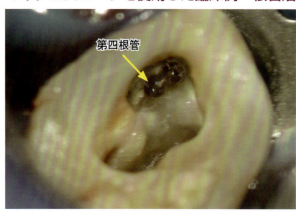

図Ⅳ-5 マイクロスコープによる 6| の第四根管探索時のものである．第四根管の開口部付近は第二象牙質で覆われている場合が多く，髄床底のわずかな色調の変化や硬さの変化，歯髄の残骸などを頼りに注意深く探索する．

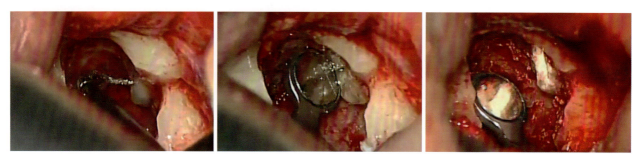

図Ⅳ-6 歯根端切除，逆根管充塡を行った症例．逆根管充塡をするために根尖方向から窩洞形成を行うが，そこでイスムスやフィン，さらに未処置の根管などを発見することが多い．小さな術野でこれらの処置を正確に行うためにマイクロスコープは必須であると考える．

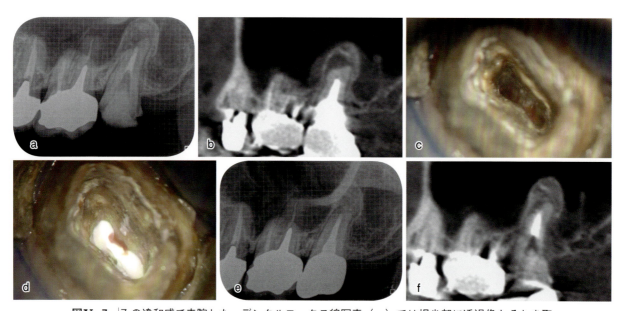

図Ⅳ-7 |7 の違和感で来院した．デンタルエックス線写真（a）では根尖部に透過像とそれを取り囲む石灰化像が見られる．CT画像（b）でも同様である．根管治療はマイクロスコープを用い，感染源と思われる部分を徹底的に清掃した（c）．比較的ストレートな根管であったので，根尖付近の状態も確認しながら根管清掃を行い，水酸化カルシウムが根尖孔から漏出しないよう注意して根管貼薬を行った（d）．MTAで根管充塡し経過観察後，最終補綴を行った．デンタルエックス線像（e）およびCT画像（f）においても根尖病変は縮小し，経過は良好である．

●マイクロスコープに関するQ&A

Q1■使い方はどのように習得しましたか？

筆者が導入した頃にはマイクロスコープのセミナーなどはまだ少なく，自己流で習得していきました．抜去歯での練習や，マネキンを購入して顎模型を取り付けた練習もしました．いま振り返ると，ミラーテクニックの習熟や器具操作においては，特に根管治療の実践を通して慣れていったと思います．

Q2■治療に費やす時間は変わりましたか？

治療に費やす時間は長くなっています．ただし，それは治療精度の向上などを含めた結果です．導入当初は治療時間の延長に戸惑った感もありましたが，マイクロスコープの使用方法の習熟やスタッフのアシスタント技術の向上により，現在ではその時間は問題ないレベルになっていると思います．

Q3■保険診療と自費診療で使い方は異なりますか？

筆者の医院では，保険診療，自費診療といった区分はせず，必要な時には必ず使用するようにしています．これは勤務医の診療でも同様に行っており，マイクロスコープはあくまで"道具"であると考えて使用しています．

Q4■先生が行われている診療内容を考慮された時，改善してほしいところはありますか？

改善を希望する点はやはり操作性です．視野に関しても，最後臼歯遠心面の支台歯形成やカリエス処置には使用しにくく感じます．また，ルーペと比較して，術者のポジションや，アームに邪魔されてアシスタントスタッフのポジションが制約される場合があります．アームの動きがよい機種を用いると直視できる範囲が広くなりますが，より多数の機種がそのようになることを望みます．さらに，高倍率で見た時の術野の立体感がもう少しあったらよいと思います．

▶▶ 拡大視野診療のすすめ

ルーペとマイクロスコープを用いた拡大視野診療のメリットやデメリットについて，症例を交えながら筆者なりの考えを述べてきた．これらのツールは筆者の診療においてなくてはならないものであることは間違いないが，使いこなすには慣れることはもちろん，トレーニングを行うことも重要である．

ルーペの場合，慣れるべき点は作業距離の問題と，肉眼よりも狭くなる視野程度であり，すぐに使いこなせると思う．しかし，マイクロスコープについては習熟にある

程度の時間を要する．現在ではマイクロスコープに関する研修やセミナーが多数あるが，使用する器具の紹介やポジショニングなど有益な情報が多く，そのような場に参加することは習熟曲線を急角度に上昇させるものと思っている．

　機種選びも重要である．ルーペの場合，視野の隅々まで歪みがないこと，レンズが明るく，できることなら補助照明の必要ない製品の選択が望ましいと筆者は考えている．マイクロスコープでは，優れた光学系を備えていることはもちろんであるが，アームの堅牢性や，後付けで記録装置（カメラやビデオ）などを装着した場合の拡張性なども選択肢として重視すべきであると思われる．

　慣れは必要ではあるが，拡大視野診療が1人でも多くの歯科医師に導入され，この世界をぜひ経験してほしいと願う．

V

精密根管治療における
拡大視野の有用性

橋爪英城

▶▶ 拡大視野はここがいい！

　Endodontics（歯内療法学）とはギリシャ語に由来しており，Endo = inside, odont = teeth，すなわち"歯の内側にあるものに関する学問"を意味している．にもかかわらず，100年を超える根管治療の歴史の中で，歯の内側，すなわち根管内を直視して治療した歴史はわずか20年ほどである．そのため，従来の根管治療は手指感覚に頼る部分が大半で，治療成果は個人の技量や経験年数など不確定要素に左右されがちであった．現に日本国内を例にとっても根管治療の成功率は決して高くない（図V-1）[1]．

"Make it visible！── 見えるようにする！"

　しかし，ひとたびサージカルテレスコープ（以下ルーペと略）やマイクロスコープで根管を覗くと，肉眼では見落としていた未処置の根管や歯髄残渣など，予後不良を裏付ける多くの三次元的情報が視界に飛び込んでくる．再発のない根管治療の実現のためには，拡大視野のもとで行う精密根管治療が不可欠な時代になりつつある．そこで本項では，根管治療時において手順ごとに異なるルーペとマイクロスコープの使い分け，それぞれの利点や欠点について筆者の臨床症例をもとに解説する．

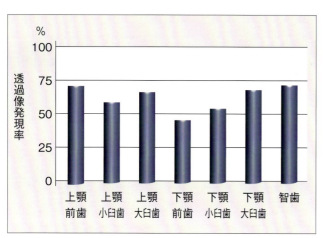

図V-1　根管処置歯における根尖部エックス線透過像の発現率（2005年9月～2006年12月，東京医科歯科大学，文献[1]より改変）．
根管治療の失敗率は，どの歯においても50％前後と高率である．

● ルーペとマイクロスコープ，私はこのように使っている

■ルーペ
　う窩処置，歯髄腔への穿孔，アクセスキャビティの開拡，コンポジットレジンによる隔壁法，プロビジョナルレストレーションの作製，外科的歯内療法．

■マイクロスコープ
　エンド三角の除去，根管口明示，根管内debrisの確認，再根管治療時のガッタパーチャ除去，根管充填の状態の確認，外科的歯内療法．

私の臨床でのルーペの使いどころとその限界

たとえばアクセスキャビティを開ける際に重要なことは、小窩裂孔の位置確認や歯軸を見失わないことである。そのため歯冠を切削する際は、さまざまな方向から視線を変えて、根管を外すことのないように切削器具を使用しなければならない（**図V-2・図V-3**）。

このように、視線を頻繁に変えながら広い拡大視野が求められる時は、ルーペを使用すると正確でスムーズな作業が可能になる。この時、あまり高倍率のルーペだと視野径が狭くなり、立体的な感覚がなくなるので、筆者は倍率2.5×、視野径130mmと比較的低倍率でワイドな視野のMiCDルーペを使用している。軽量で作業距離に幅があるので、目の疲労度が格段に低い（**表V-1**）。

しかし、視野が広いとは言っても肉眼に及ぶものではなく、処置中の頬粘膜や舌への配慮は時々肉眼で行わなければならない（**図V-4**）。この点、レンズ固定式のルーペのほうが、フリップアップタイプルーペ（アームが付いていてレンズが上方に動くもの）よりもレンズ周りがすっきりして、肉眼での視野も広く、拡大視野と交互に変えながら処置ができる。

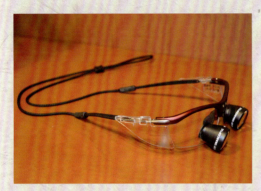

筆者が使用している「MiCDルーペ スポーツフレーム TTLタイプ」（松風）。デザインはシンプルだが機能性に富んでいる。倍率：2.5×、視野径：130mm、重量：65g、価格180,000円。

ルーペを使用した臨床例

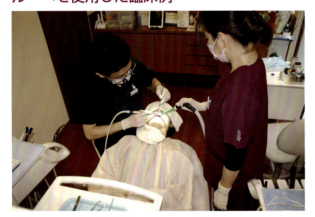

図V-2　ルーペ使用時のチェアーポジション。ルーペを着用してアクセスキャビティを開拡する。さまざまな方向からアクセス用バーが歯軸とずれていないか確認する。

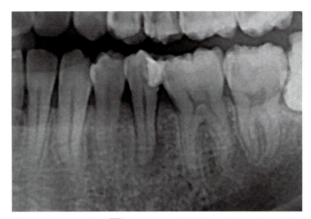

図V-3　本症例（|5）のように単根管の場合、髄室が狭いのでアクセスキャビティが歯軸からずれると根管を見失う危険性がある。これは的のど真ん中に矢を当てる感覚に等しく、視野の狭いマイクロスコープは適していない。

表V-1　MiCDルーペの特徴

	倍率×	作業距離(mm)	視野径(mm)	重量(g)
MiCD（ショート）	2.5	250〜380	130	65
他のルーペ	2.5	400	86	102

視野径が広く，作業距離に幅があるので目の疲労が格段に抑えられる．重量も軽く，機能性に富んだルーペである（「他のルーペ」は，筆者が以前使用していたもの）．

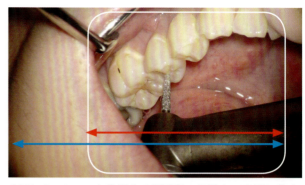

図V-4　ルーペを使用中の視野径．処置中，患歯に集中すると実際の視野径（赤矢印：イメージ）はメーカー表示の130mm（青矢印：イメージ）よりも狭くなるので，頬粘膜や舌を傷つけないよう時々肉眼での直視も行う．

私の臨床でのマイクロスコープの使いどころとその限界

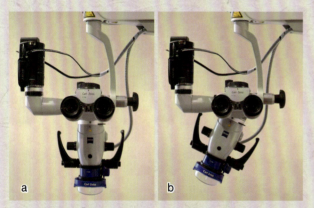

筆者使用の「カールツァイス OPMI pico MORA」．総合倍率＝3.4×／5.1×／8.5×／13.6×／21.3×，視野径＝66mm／44mm／26mm／17mm／11mm，静止画・動画の記録は外付けの SONY Handycam を使用．MORA インターフェイスなので，対物レンズを斜めにしても接眼レンズが水平に保たれ，姿勢を変えずに治療をすることができる（b）．

　図V-7-aはマイクロスコープの対物レンズの拡大写真である．一対の対物レンズに強力な照度を持つ発光部（ハロゲンライト，LEDライト）が隣接しているので，視軸と光軸が同一線上に並び（図V-7-b），影のない明瞭な対象物を捉えることができる[2]．歯髄腔や根管内など，無影灯の光が届きにくい細部を処置する時にはマイクロスコープが有効である（図V-8）．

　マイクロスコープを使用すれば，"根管が見つからない"といった悩みはほとんど解決できる．ルーペにもオプションでライトを装着できるが，レンズとの距離が離れている分，対象物にわずかな陰影ができると言われている．

V 精密根管治療における拡大視野の有用性　49

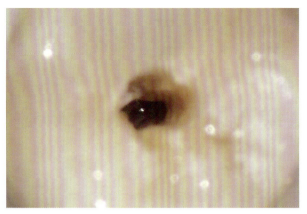

図V-5　マイクロスコープにより倍率13.6×に拡大した根管口．歯髄腔へダイヤモンドバーが穿通した直後のアクセスキャビティ．ここから先の歯髄腔は無影灯やルーペライトの光では影が生じてしまうため，マイクロスコープによるアプローチが有効である．根管内の探索には最低でも10倍前後の拡大視野が必要になる．

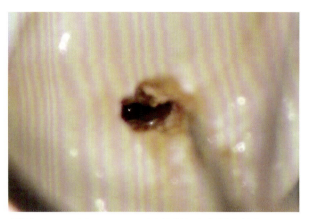

図V-6　マイクロスコープを使用した細部の拡大．エンド用超音波チップを用いて髄角の除去を行う．マイクロスコープならではのピンポイントでの拡大清掃が可能になり，歯質の削除量を最小限に抑えることができる．

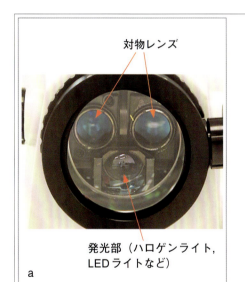
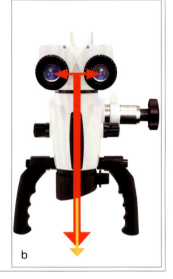

図V-7　歯科用マイクロスコープの特徴[2]．
a：一対の対物レンズと発光部が隣接している．
b：一対の視軸（赤矢印）と光軸（黄矢印）がほぼ同一線上にあるので，被写体に影ができない（写真はペントロンブライトビジョン，ペントロンジャパン）．

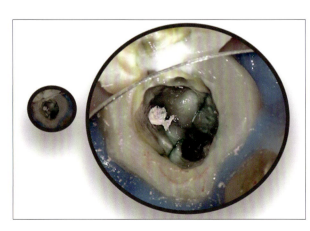

図V-8　無影灯とマイクロスコープの違い（大臼歯，イメージ）．左が無影灯の下で見た根管内とすると，マイクロスコープを使用すると右のようにクリアに根管内の状況を観察することができる．

マイクロスコープを使用した臨床例

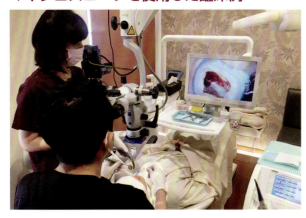

図V-9 マイクロスコープを使用した根管治療（マイクロエンド）のチェアーポジション．マイクロエンドは通常，ミラーテクニックで行う（下顎の前歯部は直視も可能）．強力な光源を有しているので，大臼歯など視認性が悪い部位でも鮮明に根管内を観察できる．光源が強いので，アシスタントは目の保護のため，なるべく直視を避けてモニターを見るとよい．

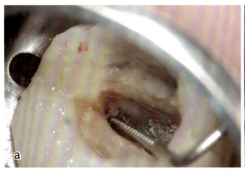
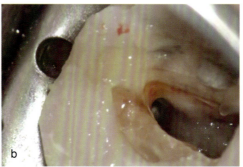

図V-10 マイクロエンドの術前と術後の根管内．
a：マイクロエンド用の手用ファイル（MC K ファイル，VDW 社：ドイツ）を使用して根管内の歯髄残渣を除去．根管の中が驚くほど汚れているのが観察できる．
b：拡大清掃と根管洗浄が終了した歯髄腔内の様子．根管が湾曲していなければ，根尖孔やその先にある根尖病巣の肉芽組織まで見ることができる（いずれも倍率13.6×）．

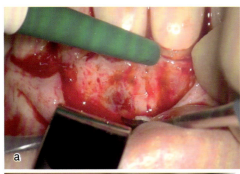
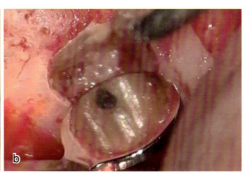
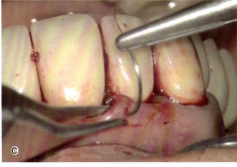

図V-11 根尖切除術．
a：歯肉の剝離など，術野全体を見る際はルーペを使用する（イメージ）．
b：マイクロスコープ専用の外科用ミラーを使用して，根尖端の断面や肉芽の取り残しがないか確認する．
c：審美領域の縫合など，繊細な作業をするにはマイクロスコープが非常に有効である（b・cともに倍率13.6×）．

V 精密根管治療における拡大視野の有用性

平成28年度から，4根管または樋状根の根管治療に対してマイクロスコープおよびコーンビームCT（CBCT）を使用した場合に所定の保険点数が加算されることになった．本件に該当し，マイクロスコープが特に有効な症例を紹介する．

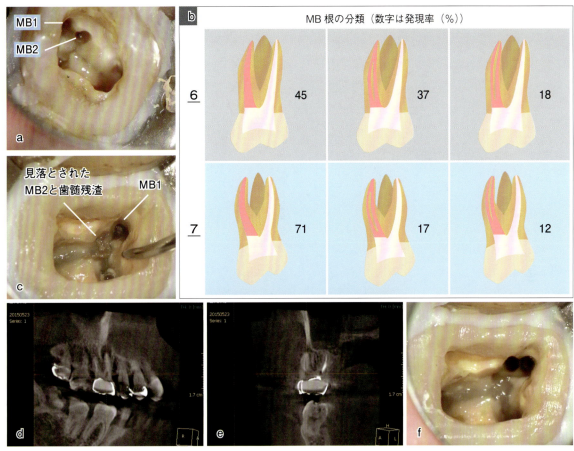

図V-12　4根管性の上顎大臼歯．
a・b：67|の近心頬側副根管（MB2）の発現率は高率（それぞれ55％と29％）[3]であるにもかかわらず，肉眼では見落とされやすく，難治性の根尖性歯周炎になりやすい．
c：|6．MB2の見落としが原因の根尖性歯周炎（倍率13.6×）．
d・e：上顎大臼歯の根尖病巣は，口内法エックス線写真よりCBCTのほうが鮮明に確認できるが，MB2など副根管までは見えてこないので，マイクロスコープによる診査が最も有効である．
f：根管拡大終了後のMB1とMB2（倍率13.6×）．MB2の発現位置は一定ではなく，"存在することを前提"に探索しないと見落としてしまう．

図V-13　樋状根．アジア人では発現率が高く，33％と言われている[3]．
a：倍率13.6×で見た樋状根．根尖孔が明瞭に観察できる．
b：樋状根の術前診断にはCBCTが有効である．
樋状根に対して予知性の高い根管治療を行うためには，根管形態や根尖孔の数，位置を正確に把握することが重要である．そのためにはマイクロスコープが必須と言っても過言ではない．

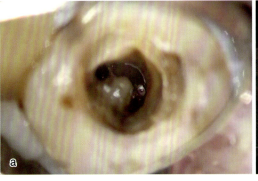
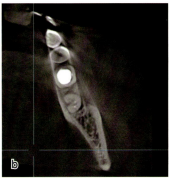

●マイクロスコープに関するQ&A

Q1■使い方はどのように習得しましたか？

　筆者が初めてマイクロスコープを根管治療に使用したのは約15年前です．当時は大学病院に勤務しており，医局で勉強会を開いて使用方法を習得しました．

Q2■治療に費やす時間は変わりましたか？

　マイクロエンドはどうしても通常より診療時間が長くなります．しかし，1回の治療時間を延ばす代わりに治療回数を減らして，治療効率アップに結びつけました．現在，当院は自費診療のみなので，1回あたりの治療時間は1.5〜2時間です．

Q3■保険診療と自費診療で使い方は異なりますか？

　自費診療のみなので，基本的にマイクロスコープの使い方は同じです．マイクロエンドに使用する器具を可能な限り滅菌済みのディスポーザブルにして差別化しています．

Q4■先生が行われている診療内容を考慮された時，改善してほしいところはありますか？

　カールツァイス OPMI pico MORA は，動きがスムーズでレンズも明るく，非常に使いやすいマイクロスコープです．将来，ミラーテクニックではなく，ファイバースコープのように根管内に直接挿入できる極小対物レンズが開発されたら画期的だな，と思っています．

▶▶ 拡大視野下で行う精密根管治療のすすめ

　　　医療用マイクロスコープの歴史は，今を遡ること約70年（表V-2）となる．現代の眼科手術がマイクロスコープを100％使用して行われるのに対して，歯科領域での歴史は浅く，日本国内での販売台数は9,000台程度とも言われており，全国約69,000軒の歯科診療所に対して普及率は高いとは言えない．特に，根管治療にこそ正確性が求められるにもかかわらず，数ある医療の中で唯一，直視直達できずに手指感覚と実物大の視野下でのみ行われてきた．

　　　歯内療法学の成書では，「多くの歯科医師にとって，根管処置は Winston Churchill

表Ⅴ-2　医療用マイクロスコープの歴史

1950年代	耳鼻科，脳神経外科
1960年代	眼科，産婦人科
1970年代	心臓外科
1980年代	形成外科
1990年代	歯科における顕微鏡の利用が本格化

のいうゴルフである．すなわち信じられない道具を使って行う不可能な競技である」と，いかに難易度の高い治療であるかを第1章でうたっている[4]．言い換えれば，有用な器具を使いこなすことこそ，根管治療を成功に導く第一歩とも言える．

　これからの根管治療は，ルーペやマイクロスコープで得られる拡大視野の下，より精密で予知性の高い治療を目指すことでその成功率を上げなければならない．また，遅くとも50歳までにほとんどの人に現れると言われている老眼によって，診療効率が落ちる可能性は否めない．筆者もすでに肉眼のみでの診療には限界を感じる年齢に達しているが，早い時期からルーペやマイクロスコープの扱いに慣れ，視覚の一部としてシンクロできれば歯科医師寿命は確実に延びるであろう．今後，より多くの臨床家の方々にその評価をいただき，50年先に100％の歯科医師が拡大視野の下で精度の高い根管治療を行う時代が訪れることを期待している．

参 考 文 献

1）須田英明：わが国における歯内療法の現状と課題．日本歯内療法学会雑誌，32（1）：1-10，2011.
2）橋爪英城：写真でマスターする エンドでマイクロスコープを活用するためのポジショニングとミラーテクニック．ヒョーロン・パブリッシャーズ，東京，2018.
3）Vertucci FJ：Root canal anatomy of the human permanent teeth．Oral Surg Oral Med Oral Pathol，58（5）：589-599，1984.
4）Bergenholtz G ほか編著，須田英明ほか総監訳：バイオロジーに基づいた実践歯内療法学．クインテッセンス出版，東京，2007.

VI

拡大視野による低侵襲で
精度の高い診療を目指して

樋口琢善

▶▶ 拡大視野はここがいい！

　約20年前，歯科医師になりたての頃，ある先生に歯肉縁下の形成のコツを尋ねたら，「形成は"心の目"で削るんです」と理解不能な答えが返ってきた．いまでこそ，目に見えない領域は感覚に頼って治療していたのではと想像できるが，それこそが匠の技であると信じ，研鑽を積んできた．しかし，マイクロスコープやルーペの登場によって臨床が変わってきた．見えなかった部位の治療は，これらのツールによる拡大視野下で研鑽を積めば，誰もがより精度の高い処置が可能になると思う．

　筆者はマイクロスコープは約9年前，ルーペは約6年前から使用している．マイクロスコープを先に導入した理由は，下図に示すように歯内療法において有効なことである．これらの作業はルーペでは限界があると考えた．また，マイクロスコープを試しに使った上顎前歯部の歯肉縁下の支台歯形成では，歯肉を傷つけて出血させることなく，自分が考える理想の位置に形成を行えたことが決め手となった．倍率を上げたルーペでも試したが，歯肉縁下の最終仕上げはマイクロスコープによる強拡大視野が有利であった．さらに補綴物の精度向上のため，形成限界が明瞭でスムーズな面に仕上げるのに強拡大視野が有効であり，さらに歯周外科治療では歯肉へのダメージを極力抑えることができ，創傷治癒の一助となると考えた．

　筆者の診療の中でルーペの使用は，マイクロスコープでは行うことができない部位や範囲を補助的にカバーする，という位置付けである．

🔍 ルーペとマイクロスコープ，私はこのように使っている

■ルーペ

　老眼が進行していることもあり診療全般に用いているが，コンポジットレジン充填や歯周外科，歯肉縁上の支台歯形成で使用頻度が高い．補綴物の調整やテックの調整などにも用いている．

■マイクロスコープ

　ダウエルコアの除去や根管口の確認，ガッタパーチャや破折ファイル，起炎因子の除去など，主に歯内療法で使用している．カリエス除去や歯肉縁下の形成，前歯部の歯周外科にも使用している．

私の臨床でのルーペの使いどころとその限界

　基本的に診療全般で使用している．拡大視野下で行う治療は，その導入前と比較すると数段の精度向上が得られたと考えている．たとえば，リマージニングを行った際のテックのカントゥア調整やマージン合わせを容易に行うことができ，クラウンなどの咬合調整は必要な部位に絞って調整できるので便利である．これらのチェアーサイドで行う処置はマイクロスコープでも可能であるが，ルーペの拡大率（3.0倍）で十分に対応できると考えている．また，拡大視野下で行うカリエス除去は，肉眼で行うより最小限の範囲で削除できるようになった．マイクロスコープが使用できればさらによいが，使用できない部位にはルーペを用いており，臨床上，問題なく処置ができている．

　最近，特に有効と感じているのはポストコアの除去である．ファイバーポストの普及により支台築造にレジンコアを用いるケースが多いが，色調が歯質と似ているため歯質との境界を見分けるのは難しい．長いポストコアの場合はまずルーペで可能な限り取り除いた後，マイクロスコープを用いて取り残しを削除すると，最小限の侵襲でコアを除去できる．

　歯周外科治療では，拡大視野で明瞭に見えることで切開線を正確に設定することができ，デブライドメントの良否や縫合時の弁のテンションをより確認しやすくなった．そのため，以前と比べて創の治りがよくなったと感じている．

　強拡大のルーペの長時間の使用は目に疲労を感じるため，筆者は3.0倍のルーペを使用している．費用対効果を考えるとルーペのほうが断然効果があると思われるが，目に対する疲労感は，固定されているマイクロスコープのほうが少ない．

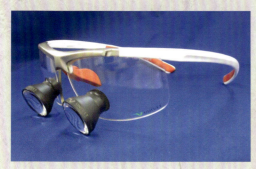

「ユニバット双眼ルーペ ガリレアン TTL」（サンデンタル）．倍率は3.0倍，重さは73gと非常に軽量．さまざまなタイプがあり価格は20万円以上，強拡大のタイプで30万円のものもある．購入の決め手は，安価で軽量であることと優れたデザイン．レンズが埋め込み式なので処置の邪魔にならず，焦点距離300mmと近くで作業ができるため使い勝手がよい．

ルーペを使用した臨床例：歯周外科治療①

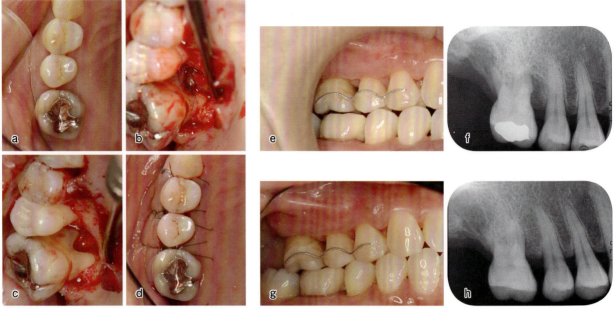

図Ⅵ-1　53歳の女性（a）．6｜近心に垂直性骨欠損を認めたため，再生療法を施した．ルーペを用いることで，切開時や剥離時（b）に歯肉を挫滅させることが少なくなり，組織を温存できるようになった．デブライドメントは汚染面を確認しながら必要な部位に集中して行うことが重要であるが，拡大視野下ではそれが容易にできる（c）．縫合は弁のテンションを考慮しながら程よい圧をかけて行った（d）．手術から10日後（e・f），1カ月後（g）においても歯間乳頭部の裂開などは認めず，一次性の創傷治癒が獲得でき，6｜近心の骨欠損はある程度改善できた．hは術後1年半．
ルーペを用いた処置は，すべての過程で見落としが少なくなり，歯周外科には必須であると考えている．歯周外科時にマイクロスコープであらゆる部位や方向を見ることは難しく，ルーペのほうが使い勝手がよい．しかし，マイクロスコープでは光が深部まで到達するので，各処置後の確認に使用している．

ルーペとマイクロスコープを使用した臨床例：歯周外科治療②

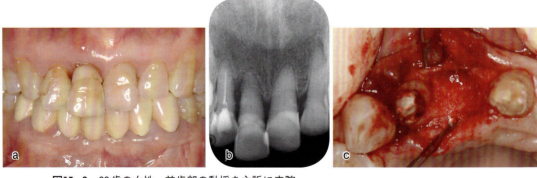

図Ⅵ-2　68歳の女性．前歯部の動揺を主訴に来院．
a・b：全顎的に重度の歯周疾患に罹患しており，再生療法を交えた歯周治療を行った．
c：歯根間距離が2mm以内の場合はスプリットインシージョン，2mm以上の場合はパピラプリザベーションで切開を行っている．できるだけ組織を温存できるようにルーペによる拡大視野下で丁寧に剥離した．

Ⅵ 拡大視野による低侵襲で精度の高い診療を目指して　59

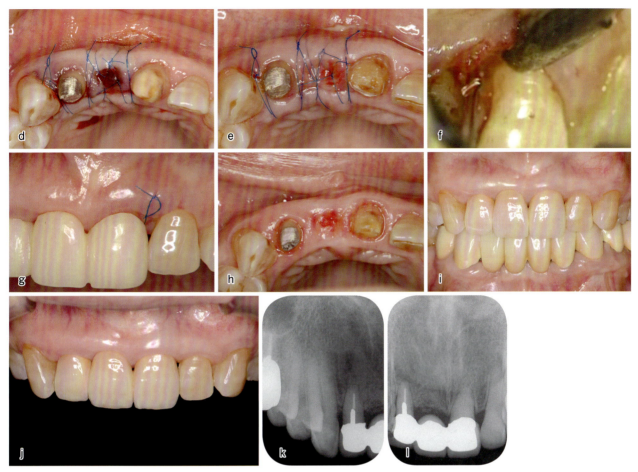

d：縫合は6-0のナイロン糸を用いた．ルーペで弁のテンションを確認しながら垂直懸垂マットレス法で縫合をした．
e：術後4日．裂開などは認めず，一次性の創傷治癒が得られたと考えている．
f：|2 は MIST（minimally invasive surgical technique）で対応した．マイクロスコープ視野下で最小限の切開を行い，必要な範囲で弁を開けてデブライドメント後，単純縫合を行った．
g：術後1週．弁の裂開などは認められない．
h：術後4カ月．欠損部顎堤の吸収は最小限に抑えられたため，結合組織移植などを行わなくてもオベイトポンティックのブリッジで審美性の改善が得られると判断した．
i：補綴物装着後．欠損部顎堤はオベイトポンティックで対応しているが，硬組織・軟組織の改善が良好であったため，歯頸ラインは不揃いにならず，より自然な補綴物を装着することができた．治療に約1年半を費やしたが，ルーペやマイクロスコープによる診療を行う前であれば2年はかかっていたことを考えると，拡大視野下の治療は治療期間の短縮につながっていると思う．
j～l：初診時は 21| とも動揺が2～3度あり，|2 の保存は厳しいと考えていたが，治療後は動揺が生理的範囲内に落ち着き，②1|① のブリッジで対応することで補綴範囲が最小限に抑えられた．

良好な治癒に導けたのは，拡大視野により処置の必要な部位が明瞭に見えたこと，処置の結果が確認できたことによると考えている．組織を極力挫滅させず，弁のテンションをよく観察しながら縫合を行うことで，硬組織・軟組織を早期に治癒させる一助になっていると考えている．

●私の臨床でのマイクロスコープの使いどころとその限界

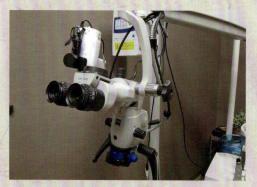

「OPMI pico」（カールツァイス）を使用している．以前は内蔵のCCDで動画を撮影していたが，画質がいま一つだったのでビデオカメラを後付けした．

マイクロスコープは主に歯内療法で用いている．再治療時のコアの除去は，歯根破折の可能性があるため慎重に行うべきであるが，マイクロスコープでは歯質とコア部の境界が確認しやすく，超音波装置を利用することで以前に比べてはるかに容易にコアを除去できるようになった．根管口の確認にはルーペも用いているが，上顎大臼歯部では倍率が高いマイクロスコープのほうが有利である．

根管内の起炎因子やガッタパーチャの視認はマイクロスコープのほうが行いやすい．しかし，"見えること"と"取り除くこと"は別であり，見えているからすぐに除去できるわけではない．焦らずに落ち着いて粘り強く取り組むことが大切である．

筆者がマイクロスコープの導入を決めたきっかけでもあるが，上顎前歯部のリマージニング，つまり歯肉縁下の形成において非常に有効である．一番のポイントは，歯肉を傷つけずに形成が可能となる点である．歯肉からの出血がないということは，マージン合わせの際，プロビジョナルレストレーションの辺縁に血液や滲出液が触れないことで精度が上がり，適合が非常に良好となる．そして，マージンの不適合に起因する歯肉の巻き込みなどがなくなり，印象採得も容易となり，最終的に適合が良好で審美的な補綴物が装着できる．さらにチェアータイムや治療期間を短縮することができ，以前と比べると「結果がよい」と患者さんからも高い評価をいただいている．

マイクロスコープを使用した臨床例：歯内療法

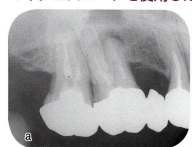
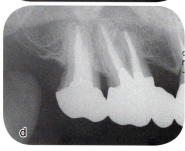
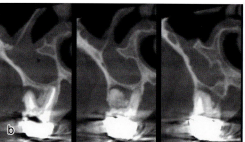
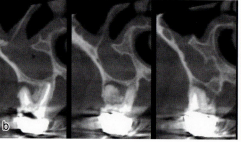
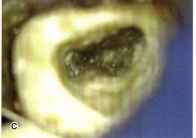

図Ⅵ-3　45歳の男性．右上臼歯部の腫脹と疼痛で来院（a）．初診時は患歯の特定が難しいほどの疼痛があり，CTを撮影して原因根（6|近心根，b）を特定したうえで処置を行った．マイクロスコープを用いてガッタパーチャを取り除くと排膿を認めた．数回にわたり起炎因子を取り除き，臨床症状の消失後，根管充塡を行った．cは7|であるが，ガッタパーチャを慎重に取り除いていくと樋状根のような根管であった．これは強拡大しないとわかりにくく，通常の視野下では起炎因子を取り残す可能性がある．初診から1年後のデンタルエックス線写真では，76|ともに病変の縮小が確認できる（d）．起炎因子を確実に取り除いた結果であると考えている．
このように歯内療法ではマイクロスコープを用いると非常に有利である．

マイクロスコープを使用した臨床例：支台歯形成とカリエス除去

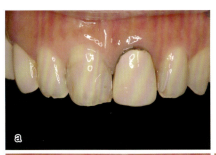
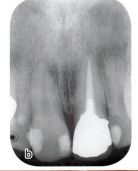
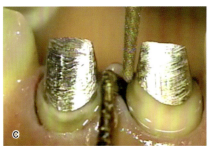
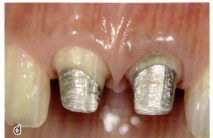
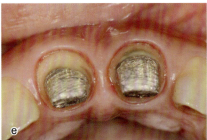
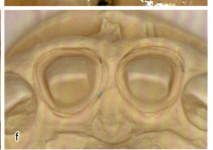
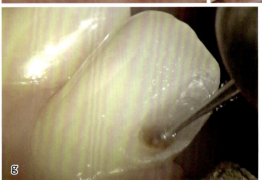

図Ⅵ-4　33歳の女性．前歯部の審美障害で来院．
a・b：1| は失活して軽度の打診痛を認め，多くの部位にカリエスが見られた．ラミネートベニアやコンポジットレジン修復も考えたが，長期にわたり変色しないことを強く望まれたため，審美的な改善には修復処置が必要であると判断した．
c：初期治療終了後，マイクロスコープを用いてリマージニングを行った．歯肉を傷つけることなく歯肉縁下に精度の高い形成ができた．
d・e：リマージニング1週後の歯肉の状態．出血などを認めず，拡大視野下でマージン出しを行うことで適合が良好となり，歯肉の巻き込みなどを極力抑えることができた．
f：炎症のコントロールが良好であれば印象操作をスムーズに行うことができる．マージンラインが明瞭に確認できる．
g：カリエス除去はマイクロスコープとルーペを併用して行った．拡大視野下で行うことにより最小限の範囲で除去が可能であると考えている．
h・i：炎症がコントロールされ，歯肉と調和した補綴物ができたと考えている．以前であればこのような処置には時間がかかったが，1つ1つの処置の精度が上がったことで，結果的に全体の治療期間を短縮することができた．

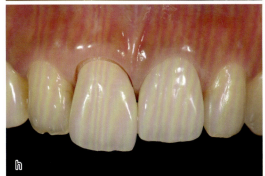
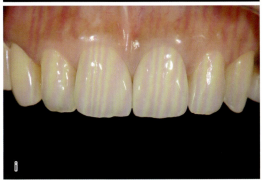

●マイクロスコープに関するQ&A

Q1■使い方はどのように習得しましたか？

　いくつかのセミナーを受講したり，模型を使った実習を行うなどして使い方に慣れるようにしました．

Q2■治療に費やす時間は変わりましたか？

　慣れないうちは治療前の位置づけだけでも時間がかかりましたが，慣れてくると作業時間が短縮でき，全体の治療期間の短縮にもつながっていると思われます．

Q3■保険診療と自費診療で使い方は異なりますか？

　筆者の診療ではそれほど大きく変わりませんが，優先順位としてどうしても自費の治療が優先になりがちです．

Q4■先生が行われている診療内容を考慮された時，改善してほしいところはありますか？

　現在は自分の臨床技術を向上させることを優先しており，機材に対する要望は特にありません．

▶▶ 拡大視野診療のすすめ

　マイクロスコープやルーペを使用している多くの臨床家が感じていると思うが，拡大視野での臨床は，術野が明瞭に見えることで処置の正確さが向上し，必ず良好な結果が得られる．筆者が開業する時，先輩から「補綴物の研磨はとても大事だが，肉眼では限界があるので顕微鏡を導入しなさい」と教えていただき，技工室には開業当初から顕微鏡を設置している（図Ⅵ-5）．顕微鏡を用いることで補綴物と模型の適合が確認できるし，自分が行った支台歯形成の粗さもわかり，見えるメリットを痛感していた．このことから考えても，われわれが日々行っている仕事は精度が追求される場面が多く，視野を拡大することで精度が上がり，低侵襲で正確な診療が可能になると考えている．

　マイクロスコープ視野下の臨床では，これまで見えなかったものを鮮明に見ることができ，1つ1つの処置時間は延びたものの，精度は格段に向上したと思う．扱い方に慣れてくると作業時間は短くなり，精度の高い治療は治療回数の減少につながり，

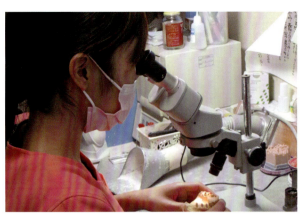

図Ⅵ-5　院内の技工室にある顕微鏡．補綴物のマージンの確認や研磨の際に使用している．

結果的に全体の治療期間の短縮になっている．なにより自分自身の刺激になり，新しいことへの挑戦で診療も楽しくなる．

　しかし，拡大視野下の診療はよいことばかりではない．筆者が6年前までルーペを使用しなかった理由は，強拡大のルーペでは目に疲労を感じるためである．現在は老眼も進行したためルーペを使用しているが，肉眼で治療できるうちは肉眼でもよいと思うし，拡大視するならば，固定したものを覗くほうが目には優しい．その意味ではマイクロスコープのほうがよいかもしれない．いずれにしても，われわれの仕事において目の大切さを認識することは非常に重要である．

＜HYORONブックレット＞

◆「HYORONブックレット」は，月刊『日本歯科評論』誌上でご好評をいただき，バックナンバーとしても多くのご要望があった特集などを，雑誌掲載後の情報も適宜追加し，ワンテーマの書籍として読みやすく再編するシリーズです．

◆本書は，2016年6月号掲載「特集：ルーペとマイクロスコープを上手に活用しよう——拡大視野における私の臨床」（著／河島紘太郎，斎田寛之，須崎　明，殿塚量平，橋爪英城，樋口琢善）を再編しました．

本書の複製権，翻訳権，翻案権，上映権，貸与権，公衆送信権（送信可能化権を含む）は，(株)ヒョーロン・パブリッシャーズが保有します．本書を無断で複製する行為（コピー，スキャン，デジタルデータ化など）は，著作権法上の限られた例外（私的使用のための複製）を除き禁じられています．また私的使用に該当する場合でも，請負業者等の第三者に依頼して上記の行為を行うことは違法となります．

JCOPY ＜(社)出版者著作権管理機構　委託出版物＞
本書を複製される場合は，そのつど事前に(社)出版者著作権管理機構（Tel 03-3513-6969, Fax 03-3513-6979, e-mail : info@jcopy.or.jp）の許諾を得てください．

HYORONブックレット

ルーペとマイクロスコープを上手に活用しよう
拡大視野診療のすすめ

2019年11月13日　第1版第1刷発行　　　　　　　　＜検印省略＞

著　者　河島紘太郎／斎田寛之／須崎　明
　　　　殿塚量平／橋爪英城／樋口琢善

発行者　髙　津　征　男

発行所　株式会社ヒョーロン・パブリッシャーズ

〒101-0048　東京都千代田区神田司町2-8-3　第25中央ビル
TEL 03-3252-9261～4　振替 00140-9-194974
URL : https://www.hyoron.co.jp　E-mail : edit@hyoron.co.jp
印刷・製本：錦明印刷

©KAWASHIMA Kotaro, et al, 2019 Printed in Japan
ISBN978-4-86432-055-9　C3047
落丁・乱丁本は書店または本社にてお取り替えいたします．